스스로 마음을 가꾸는 일상 속 성교육

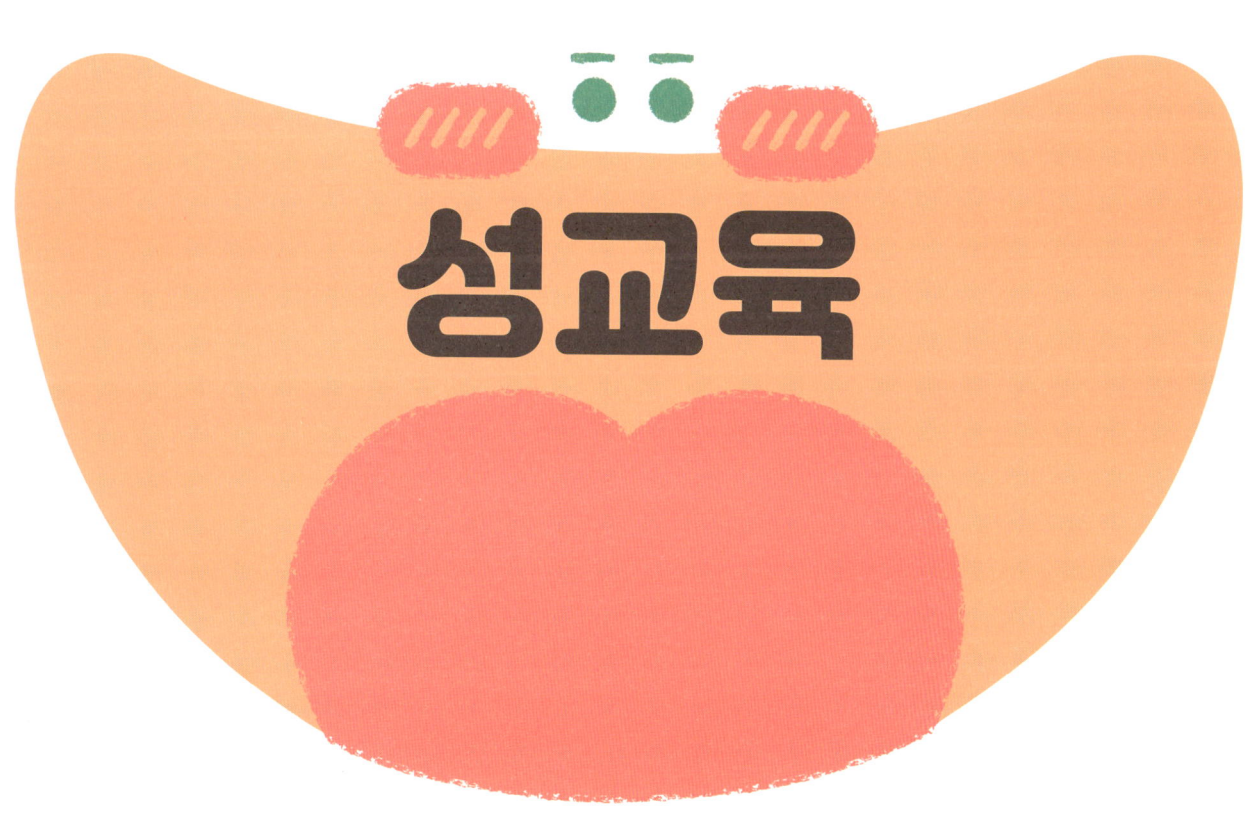

모듀

스마일 성교육은 어떤 책일까요?

1. 학교 현장에서 아이들을 지도하며 성교육의 필요성을 느낀 특수교사 세 명이 함께 만들었습니다. 특수교사로서 성교육을 지도하면서 겪었던 고민과 효과적인 성교육 방법을 담았습니다.

2. 교재 내용은 아이들의 눈높이에서 이해하기 쉽도록 구성했습니다. 아이들은 생활 속에서 자신의 힘으로 문제를 해결하는 능력을 키울 수 있을 것입니다.

3. 성교육을 국어 교과와 연계했습니다. 교재의 읽기 자료는 단어 수준의 읽기·쓰기를 하는 아이들에게 적합한 난이도로 구성했습니다. 또한 그림을 단서로 글의 내용을 파악할 수 있도록 했고, 일상 생활과 관련된 친숙한 단어는 직접 따라 쓸 수 있게 만들었습니다.

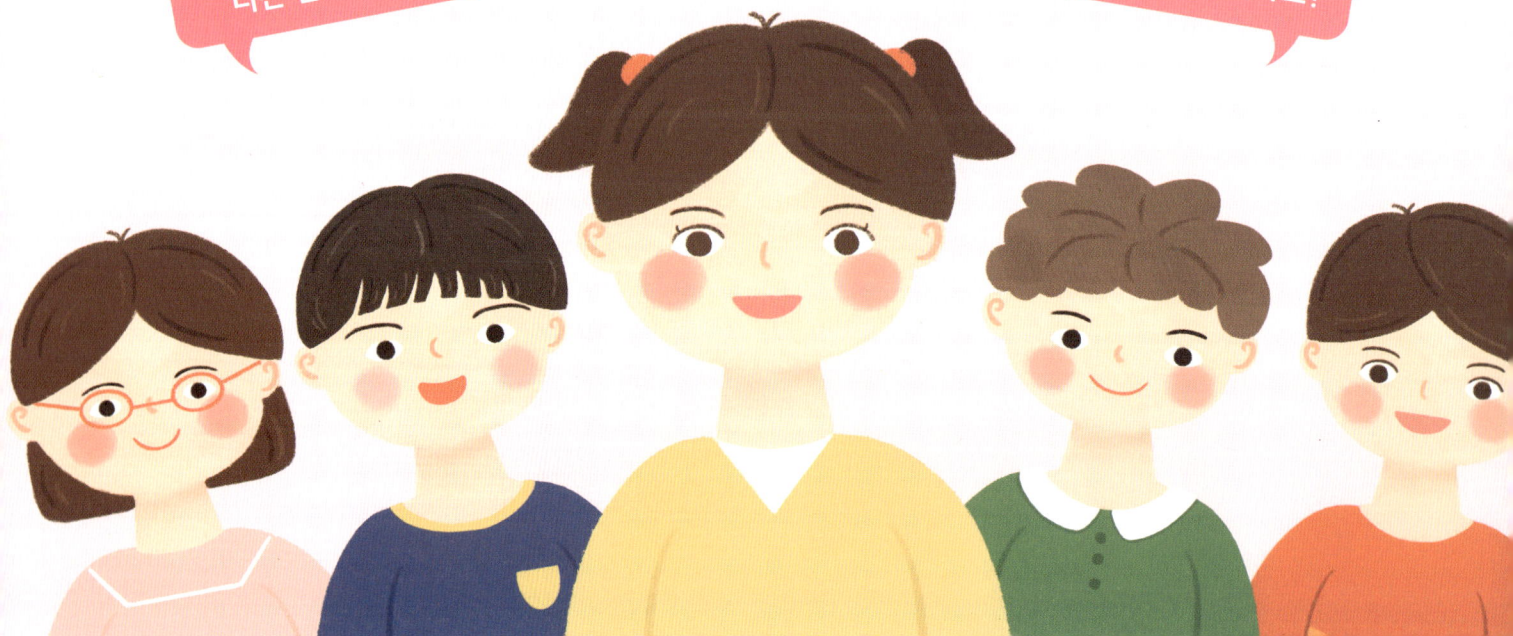

좋아하는 친구가 생겼어요. 손을 잡아도 될까요?

기분이 좋았다가 나빴다가 들쑥날쑥 해요. 나만 이런 걸까요?

나도 겨드랑이에 털이 날까요?

친구가 뚱뚱하다고 놀려요. 화가 나는데 뭐라고 말해야 할까요?

화가 날 때 소리 지르고 싶어요.

고추가 자꾸 커져요. 내가 뭘 잘못한 걸까요?

친구가 내 사진을 SNS에 올렸어요. 기분이 나빠요.

친구가 나를 싫어하는 것 같아요. 나한테서 냄새가 나는 걸까요?

친구는 생리를 시작했는데, 나는 언제쯤 시작할까요?

교재 구성

1. 스마일 성교육 사춘기편은 사춘기를 준비하는 학습자를 생각하며 만들었습니다. 그러나 연령과 관계없이 학습이 필요한 영역이 있다면 교육 자료로 활용할 수 있습니다.

2. 몸, 임신과 출산, 청결, 감정 조절, 인간관계, 대처 기술, 미디어 등 다양한 성교육 내용 요소를 다루며, 기본 개념을 배우는 것에서 시작하여 점차 복잡한 내용으로 확장해갑니다.

3. 같은 주제나 개념을 여러 번 반복하여 다루면서 학습자의 이해에 깊이를 더하고, 이전에 배운 내용을 재확인해 온전한 자기 지식으로 만들 기회를 제공합니다.

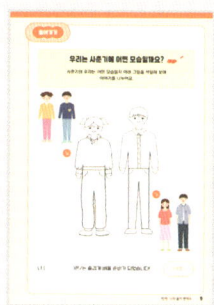

들어가기

- 단원과 관련 있는 활동으로 **흥미 유발**
- 다짐을 통해 학습에 대한 **동기 UP!**
- **학습자 주도**의 배움을 유도

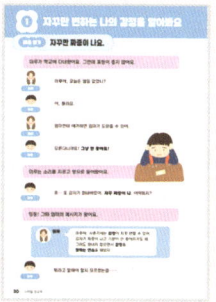

배움 열기

- 문제 상황 또는 주인공의 고민을 통해 앞으로 **배울 내용 암시**
- **15줄 이하의 짧은** 글로 구성
- 글을 읽고 간단한 질문으로 내용 이해도 점검 → **독해 능력 향상**

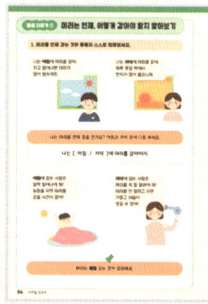

배움 더하기

- '배움 열기'에서 제시된 **문제 상황과 고민을 해결**
- 주제에 대한 본격적인 활동을 통해 **배움을 확장**
- 자연스러운 **반복 학습**으로 성교육 내용 요소를 차근차근 정복

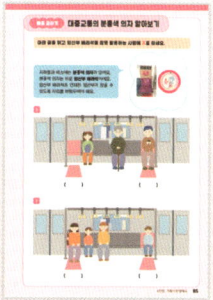

배움 곱하기

- 일상생활에 적용할 수 있는 **실천적 활동**으로 제시
- 단원과 관련 있는 **심화 활동**으로 구성
- 배운 지식을 다양한 상황에 적용하며 **일반화 촉진**

목차

1단원
나의 몸이 변해요

1) 사춘기의 시작
2) 남자 몸의 변화
3) 여자 몸의 변화

2단원
나의 마음도 변해요

1) 자꾸만 변하는 나의 감정을 알아봐요
2) 감정을 다스리는 방법을 배워요
3) 내 마음을 튼튼하게 가꿔요

3단원
나의 몸을 깨끗하게 관리해요

1) 내 몸, 깨끗하게 관리하기
2) 사춘기에는 더 깨끗하게!
3) 생리할 때는 더 깨끗하게!

4단원

가족이 탄생해요

1) 아기는 어떻게 생길까요?
2) 아기가 자라요
3) 가족은 우리의 행복 충전기

5단원

친구와 친해지고 싶어요

1) 거절할 수 있어요
2) 동의를 구해볼까요?
3) 친구와 친해지기

6단원

몸과 마음을 안전하게 지켜요

1) 성폭력이 무엇인지 알아봐요
2) 나를 지키는 방법을 배워요
3) 디지털 성폭력을 조심해요

붙임 딱지와 오리기 자료

선생님·보호자용 성교육 가이드
*교재 활용 전, 가이드를 읽고 지도해 보세요!

스스로
마음을 가꾸는
일상 속
성교육

책에 등장하는 친구들이에요!
친구들과 함께 우리의 몸과 마음을 즐겁게 배워요.

나는 아이돌 춤 추는 게 너무 좋아!
하고 싶은 일도 정말 많아!

나는 가족과 친구를 좋아해.
그런데 요즘 자주 다퉈서 속상해.

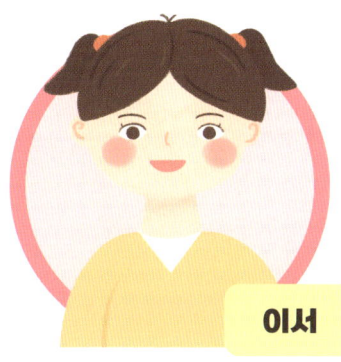
이서

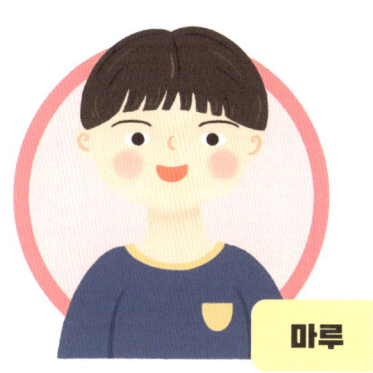
마루

나는 이서 누나 동생이야. 누나도 좋지만,
형들이랑 노는 게 더 재밌어!

나는 책을 읽고 공부하는 게 좋아

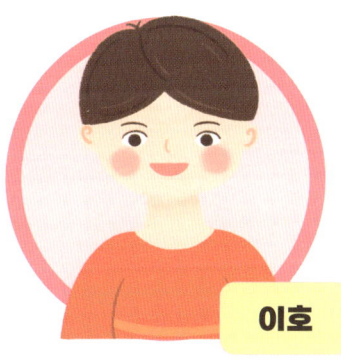
이호

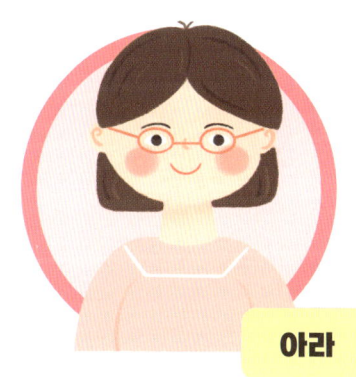
아라

나는 몸이 변하는 것 같아서 고민이야.
내 고민을 들어 줄 친구 어디 없을까?

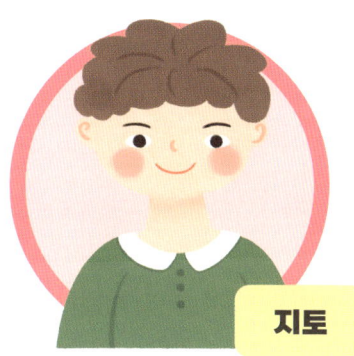
지토

1단원

나의 몸이 변해요

1 사춘기의 시작

#사춘기
#몸의 변화
#감정의 변화

2 남자 몸의 변화

#음경
#발기와 몽정

3 여자 몸의 변화

#음순
#자궁과 생리

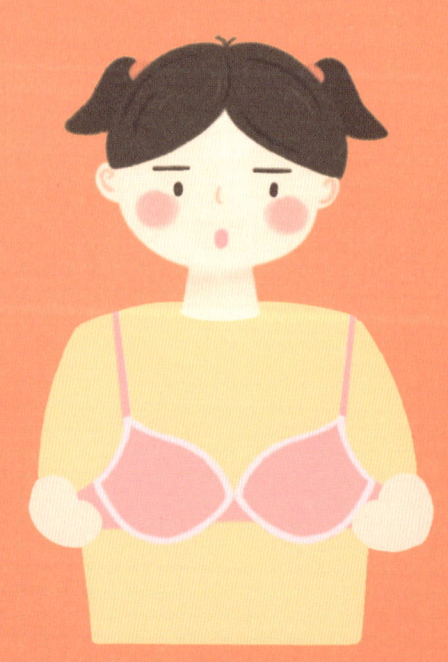

들어가기

우리는 사춘기에 어떤 모습일까요?

사춘기의 우리는 어떤 모습일지 아래 그림을 색칠해 보며 이야기를 나누어요.

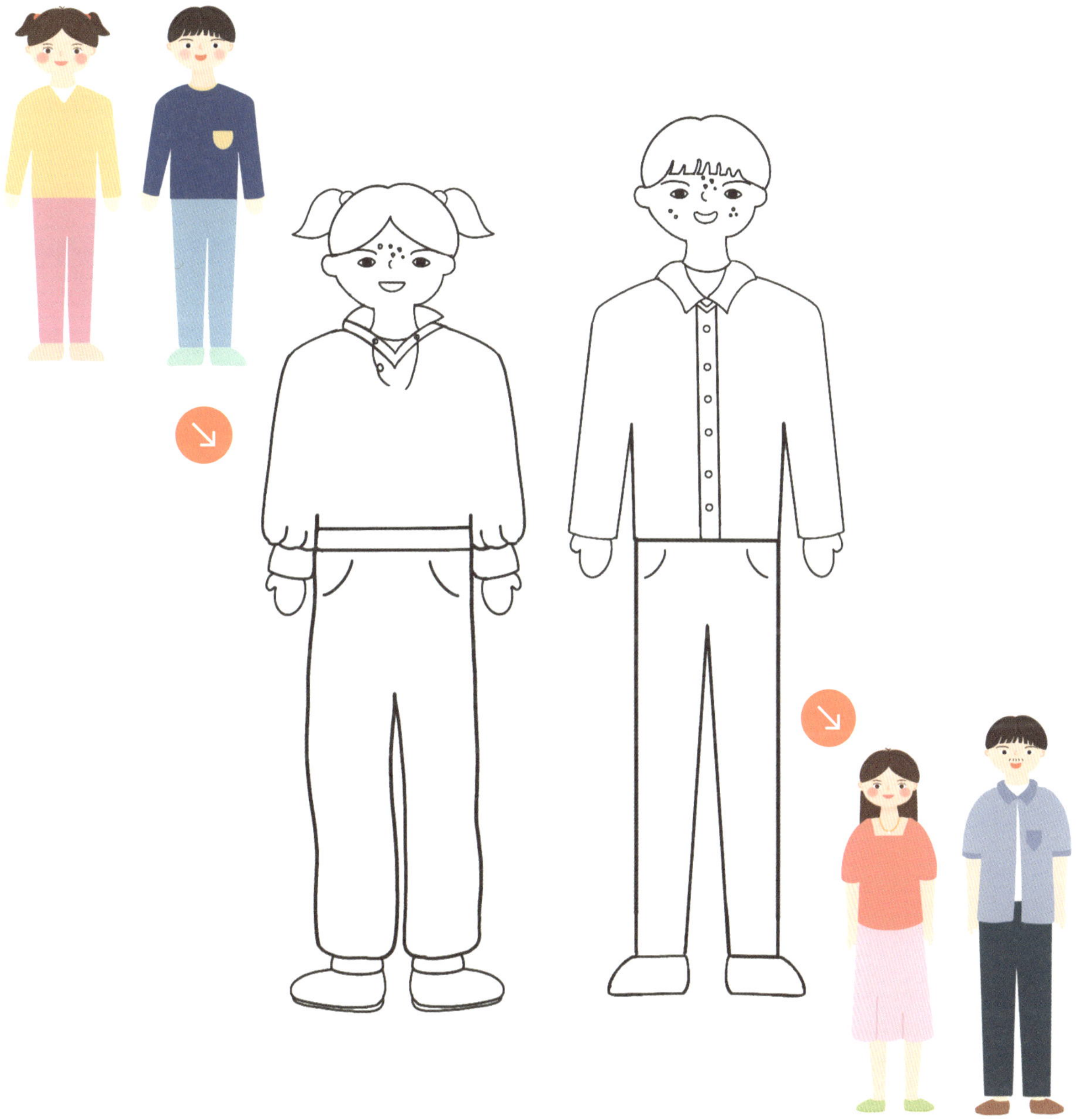

나 (　　　　　)은/는 즐겁게 배울 준비가 되었습니다!　　(서명)

1 사춘기의 시작

배움 열기 사춘기가 무엇일까요?

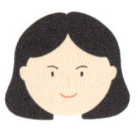
선생님: 오늘은 우리 몸이 어떻게 어른의 몸이 되는지 이야기해 볼 거예요. 혹시 **'사춘기'**라는 말 들어본 적 있나요?

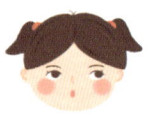
이서: 네, 들어봤어요! 그런데 무슨 뜻인지 잘 모르겠어요.

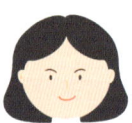
선생님: 사춘기는 **어린이**에서 **어른**으로 자라는 시기예요. 이때 얼굴에 여드름이 나거나, 몸에 털이 나기도 해요.

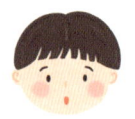
마루: 사춘기가 되면 짜증도 많이 난대요. 맞나요?

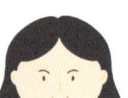
선생님: 맞아요, 그렇게 감정이 들쭉날쭉 변하기도 해요. 사춘기에 우리 **몸과 감정이 변하는 것**은 아주 자연스러운 일이에요.

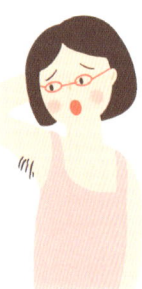
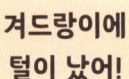
겨드랑이에 털이 났어!

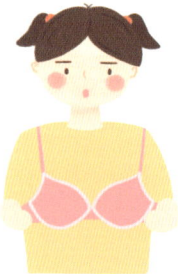
이제 브래지어를 해야 한대.

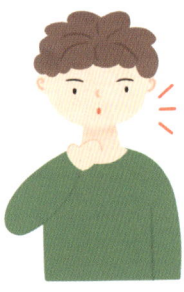
내 목소리가 달라진 것 같아.

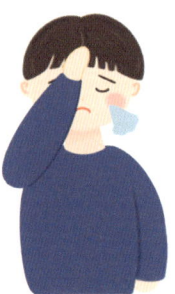
나도 모르게 짜증을 냈어.

Q. 친구들이 한 말을 찾아 줄로 이어보세요.

- 나도 모르게 짜증을 냈어.
- 겨드랑이에 털이 났어!
- 이제 브래지어를 해야 한대.
- 내 목소리가 달라진 것 같아.

Q. 사춘기가 되면 무엇이 변하나요? 맞는 것에 모두 ○표 하세요.

몸이 변한다. (　　)　　감정이 변한다. (　　)　　머리카락이 길어진다. (　　)

Q. 선생님의 말씀을 읽고, 다음 빈칸에 들어갈 말을 써보세요.

사춘기는 [　　　] 에서 [　　　] 으로 자라는 시기

배움 더하기 ① 사춘기 몸의 변화 알아보기

1. 그림을 보고 마루의 몸이 어떻게 변했는지 알아보아요. 빈칸에 들어갈 말을 <보기>에서 찾아 써보세요.

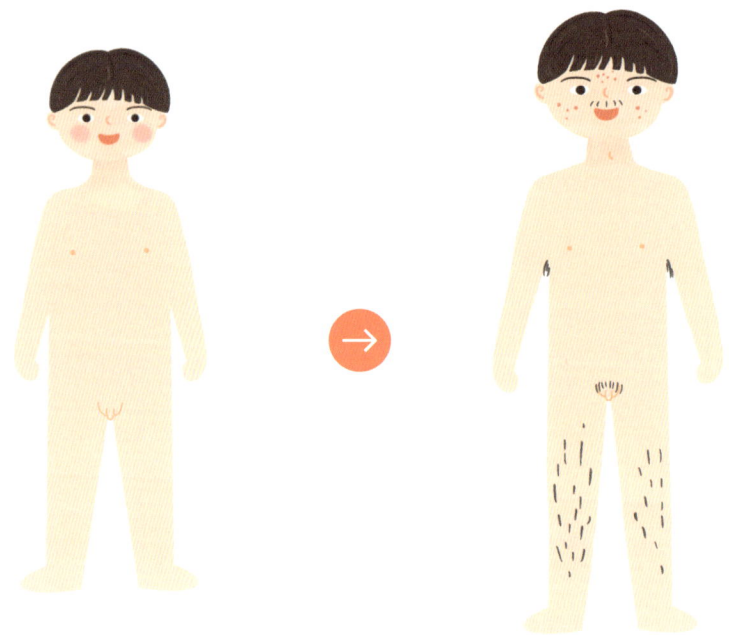

1 마루는 사춘기가 되어 얼굴에 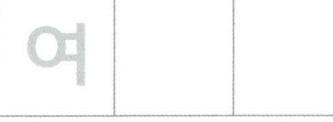 이 났다.

2 마루는 사춘기가 되어 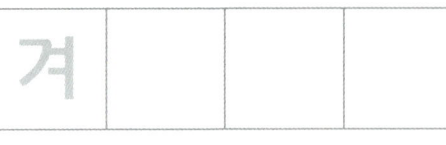 와 성기 주변에 털이 났다.

3 마루는 사춘기가 되어 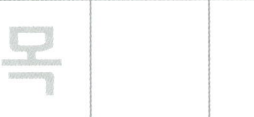 가 굵고 낮아졌다.

4 마루는 사춘기가 되어 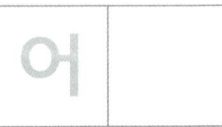 가 넓어졌다.

보기

겨드랑이   목소리   어깨   여드름

2. 그림을 보고 이서의 몸이 어떻게 변했는지 알아보아요. 빈칸에 들어갈 말을 <보기>에서 찾아 써보세요.

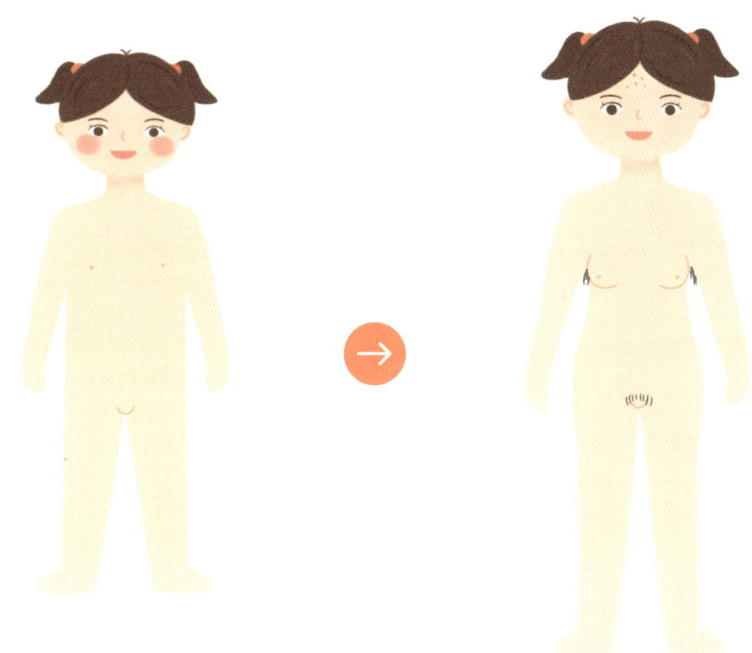

1 이서는 사춘기가 되어 얼굴에 | 여 | | | 이 났다.

2 이서는 사춘기가 되어 | 겨 | | | | 와 성기 주변에 털이 났다.

3 이서는 사춘기가 되어 | 가 | | 이 봉긋해졌다.

4 이서는 사춘기가 되어 | 엉 | | | 가 커졌다.

보기

겨드랑이   가슴   여드름   엉덩이

배움 더하기 ② 사춘기 감정의 변화 알아보기

사춘기에는 감정이 들쭉날쭉 변해요. 이럴 때는 어떻게 말하는 게 좋을까요?

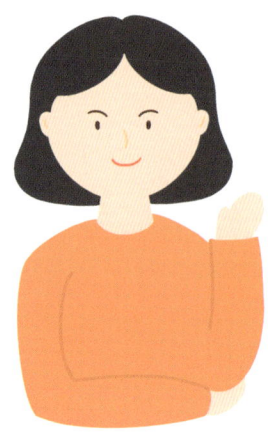

가족이나 친구에게 **"잠깐 기다려 주세요."** 라고 말하며 감정을 조절해 보아요. 아래 친구들의 말풍선 위에 바람직한 말풍선 붙임딱지를 붙여보세요.

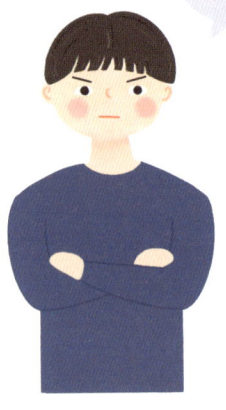

건드리지 마!

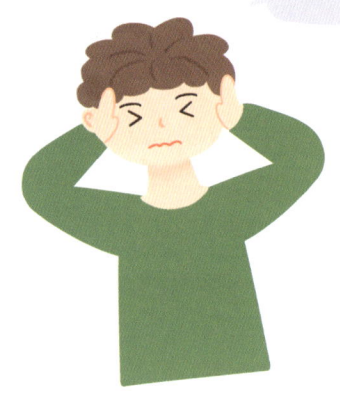

아 싫다고요!

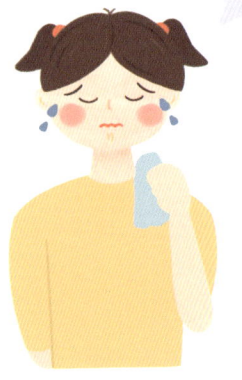

나 좀 내버려 둬!

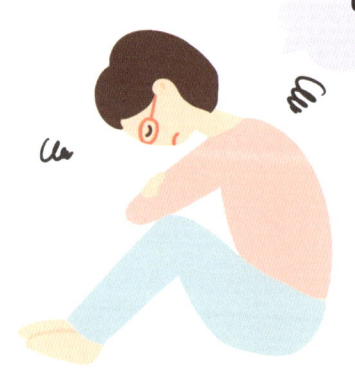

나가!

배움 곱하기 　**너도나도 다른 사춘기 살펴보기**

1. 아래 대화를 읽어 보세요.

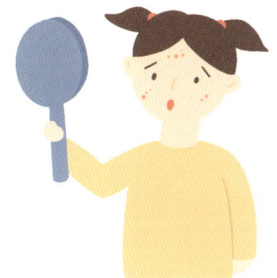

나는 **겨드랑이**에 **털**은 나지 않았지만,
얼굴에 **여드름**은 나기 시작했어.
그리고 **가슴**이 조금씩 나오는 것 같아.
브래지어를 하려고 해!

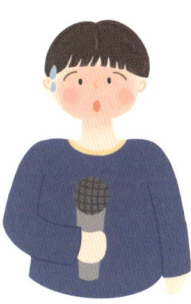

나는 **겨드랑이**에 **털**이 났어.
털이 나니까 가려워.
여드름은 아직 없어.
목소리가 굵고 낮아져서
노래 부르는 게 힘들어졌어!

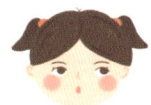
이서

저는 아직 **겨드랑이**에 **털**이 안 났어요. 몇 학년이 되어야 나는 건가요?

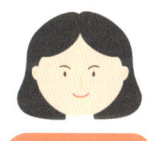
선생님

그건 알 수 없단다. 초등학교 때 나는 사람도 있고, 중학교, 고등학교 때 나는 사람도 있어. 사람마다 달라.

2. 나는 지금 사춘기일까요? 나는 어떤지 ○표 하세요.

1. **겨드랑이**에 털이 났어?　　　　　　　　　　(응 / 아니)
2. 얼굴에 **여드름**이 났어?　　　　　　　　　　(응 / 아니)
3. **가슴**이 나왔어?　　　　　　(응 / 아니 / 나는 남자야!)
4. **목소리**가 굵고 낮아졌어?　　(응 / 아니 / 나는 여자야!)

2 남자 몸의 변화

배움 열기 나도 털이 날까요?

마루는 여름 방학이 되어 사촌인 진수 형과 수영장에 갔어요.

 마루: 형! 벌써 겨드랑이에 털이 났어?

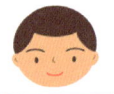 진수: 나 이제 6학년이잖아. 당연한 거지.

 마루: 난 어른이 되어야 날 줄 알았는데…….

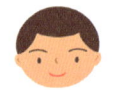 진수: 사춘기가 시작되면 몸에 **털이 나**.

 마루: 털 말고 또 달라지는 게 있어?

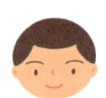 진수: **목소리가 굵어지고, 음경도 커지지.**

 마루: **음경**이 뭐야?

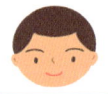 진수: 성기 말이야, 고추!

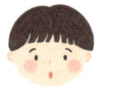 마루: 아! 그렇구나. 나는 정확한 이름도 잘 몰랐어.

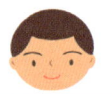 진수: 천천히 알아가면 돼. 궁금한 게 있으면 얼마든지 물어봐.

Q. 마루는 왜 놀랐나요? 알맞은 문장에 ○표 하세요.

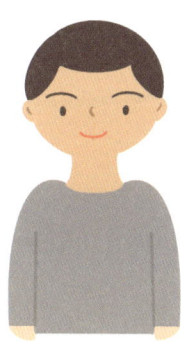 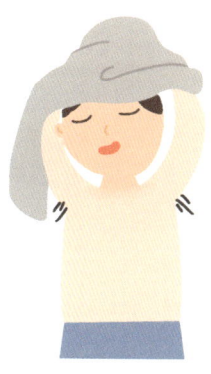

① 진수형의 얼굴이 까매져서   ② 진수형의 겨드랑이에 털이 나서
        (   )   (   )

Q. 사춘기가 되면 변하는 것에 모두 ○표 하세요.

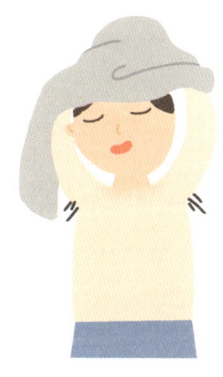 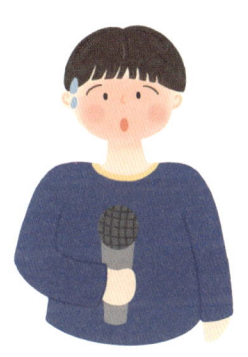 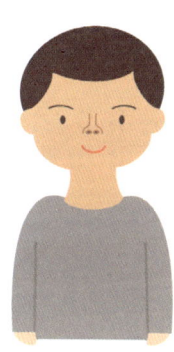

털이 난다.   목소리가 굵어진다.   콧구멍이 커진다.
(   )   (   )   (   )

Q. 진수 형은 남자의 '성기'를 뭐라고 불렀나요? 빈칸에 써보세요.

| ㅇ | ㄱ |

배움 더하기 ① 음경 알아보기

1. 마루의 몸에서 음경 부분에 ○표 하고 글자를 따라 써보세요.

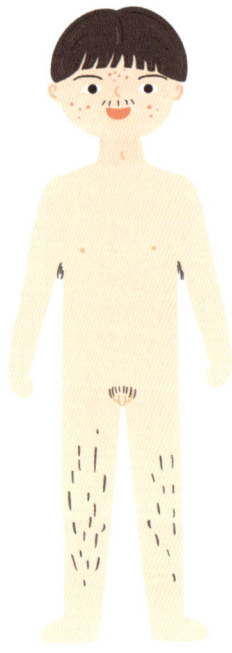

음	경

2. 사춘기가 되면 음경이 어떻게 변할까요? 선생님의 말씀을 읽고 빈칸에 들어갈 말을 따라 써보세요.

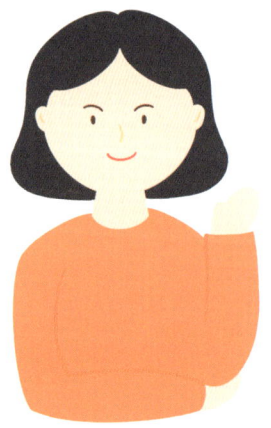

사춘기가 되면
음경이 갑자기 단단해질 수 있어요.
이걸 **발기**라고 해요.

그리고 자다가 음경에서 끈적끈적한 것이 나올 수 있어요.
이걸 **몽정**이라고 해요.

음경이 단단해지면	발 기

자다가 음경에서 끈적끈적한 것이 나오면	몽 정

배움 더하기 ② **발기와 몽정의 대처 방법 알아보기**

1. 공적 장소에서 발기가 되었을 때 어떻게 해야 할지 생각해 보고, 문장에 어울리는 붙임딱지를 찾아 붙여 보세요.

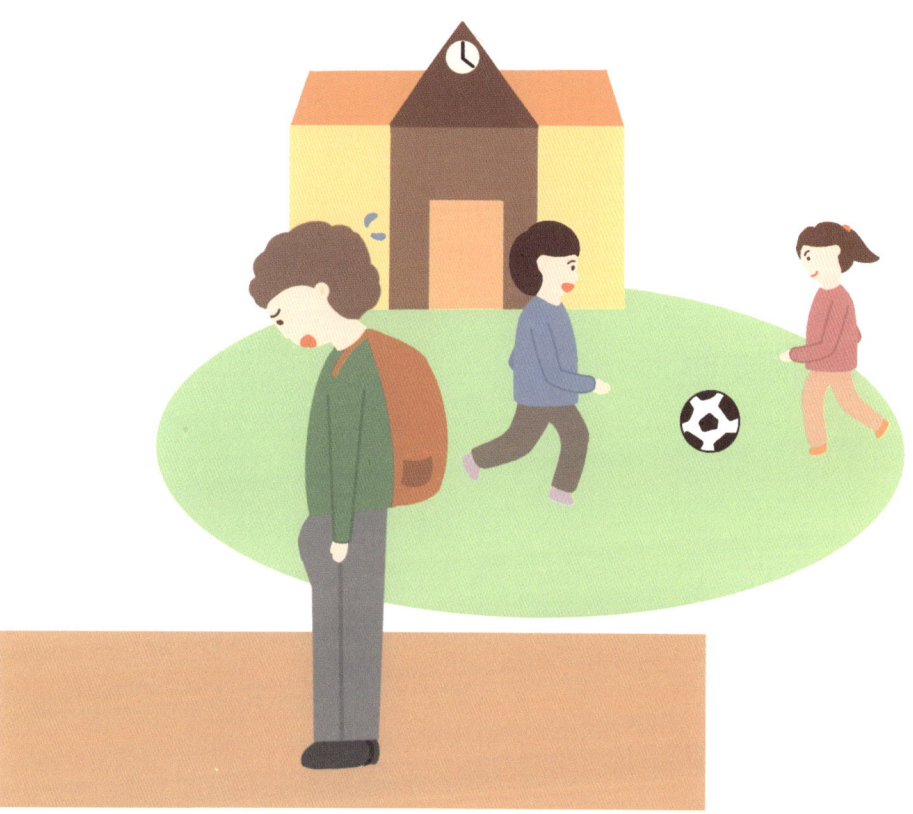

① 윗옷으로 가린다.	② 가방으로 가린다.	③ 화장실에 간다.
붙임딱지 붙이는 곳	붙임딱지 붙이는 곳	붙임딱지 붙이는 곳

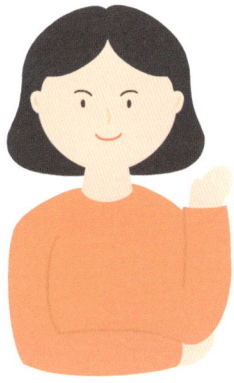

음경이 갑자기 커지거나 단단해지는 것은 자연스러운 일이에요.
아프거나 나쁜 게 아니니 걱정하지 않아도 돼요. 대신, 대처 방법을 잘 알아둡시다!

2. 몽정을 하면 어떻게 해야 할지 생각해 보고, 문장에 어울리는 붙임딱지를 찾아 붙여보세요.

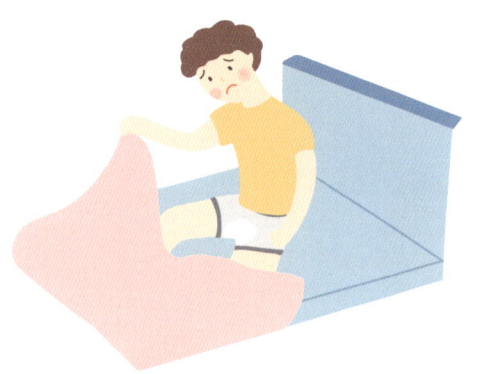

앗, 자고 일어나니 팬티에 하얀 게 묻었어! 어쩌지? 내 몸이 이상해!

① 샤워를 한다.

붙임딱지 붙이는 곳

② 팬티를 갈아입는다.

붙임딱지 붙이는 곳

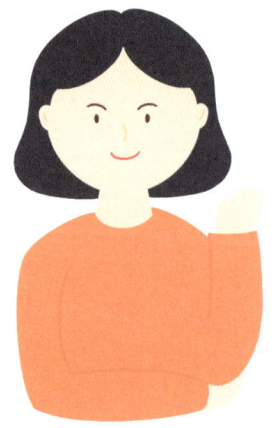

팬티는 물로 헹구고 빨래통에 넣도록 해요.

이불에도 묻었다면 이불도 휴지로 닦고, 빨래를 해야 해요.

처리가 어렵다면 부모님께 말씀드려요.

배움 곱하기 — 지토에게 조언해주기

다음 말풍선을 읽고, 깜짝 놀란 지토에게 도움이 되는 말을 해주세요. 빈칸에 들어갈 말을 <보기>에서 찾아 써보세요.

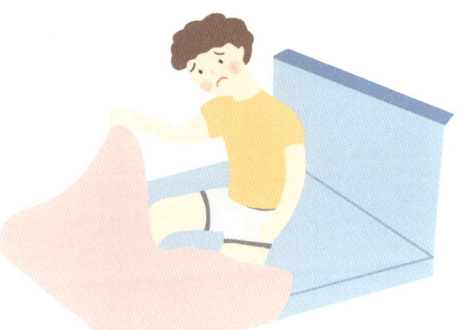

앗, 자고 일어나니 팬티에 하얀 게 묻었어! 어쩌지? 내 몸이 이상해!

지토야 놀랐지?

밤에 자다가 끈적끈적한 것이 나오는 것은

　　　　　 이라고 해.

너무 걱정하지 않아도 괜찮아!

모든 남자에게 일어나는 일이거든!

우리가 지금 　　　　　 라서 그래.

보기

몽정　　사춘기

1단원. 나의 몸이 변해요

3 여자 몸의 변화

배움 열기 내가 브래지어를 해야 한대요!

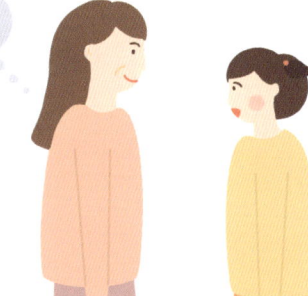

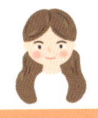 엄마: 이서야, 이제 브래지어를 해볼까?

 이서: 브래지어요? 왜 해야 하나요?

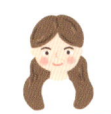 엄마: 이제 사춘기라 가슴이 점점 커질 거야. 그럼 움직일 때 아플 수 있어. 브래지어가 **가슴을 보호해준단다.**

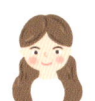 이서: 그렇군요……. 아라는 **생리**도 한다고 하던데……. 생리를 하면 어떻게 되는 거예요?

 엄마: **생리**는 한 달에 한 번씩 자궁에 있는 피가 밖으로 나오는 거야. 그 피가 팬티에 묻지 않도록 생리대를 해야 해.

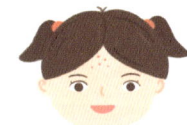

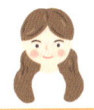 이서: 제 소중한 곳에서 피가 나와요?

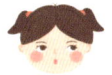 엄마: 그래. 그 소중한 곳의 이름은 **음순**이라고 해. 자궁의 피가 음순으로 나오는 거지.

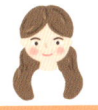 이서: 어른이 되는 게 신기해요. 그런데 걱정이 되기도 해요.

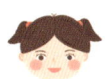 엄마: 그렇지? 걱정이 생기면 꼭 엄마에게 말해. 같이 고민해 보자.

이서: 네 알겠어요!

Q. 여자는 왜 브래지어를 해야 할까요? 글자를 따라 써보세요.

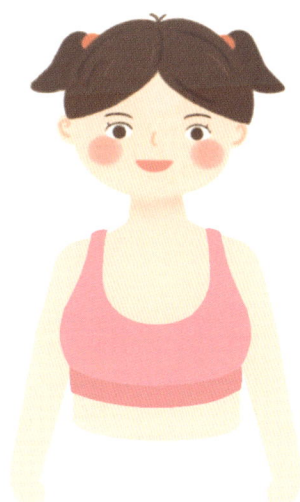

가슴을 보호해주기 때문이다.

Q. 다음 빈칸에 들어갈 말을 글에서 찾아 써보세요.

1. 자궁에 있는 피가 밖으로 나오는 것을 뭐라고 하나요?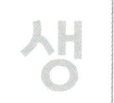

2. 엄마는 여자의 '성기'를 뭐라고 불렀나요?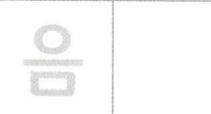

Q. 다음 엄마의 말풍선을 읽어보세요.

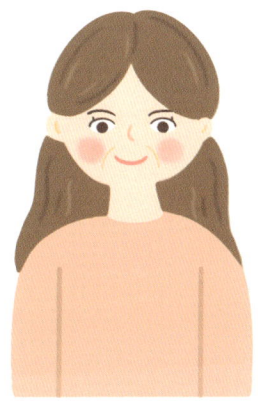

브래지어를 하면 처음에는 불편할 수 있어요.
시간이 지나도 계속 불편하면
내 몸에 맞지 않는
걸 수도 있으니,
다른 브래지어를
찾아보세요.

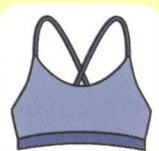 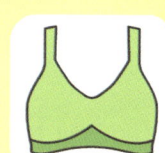

배움 더하기 ① 음순과 자궁 알아보기

1. 이서의 몸에서 음순을 ○표 하고 글자를 따라 써보세요.

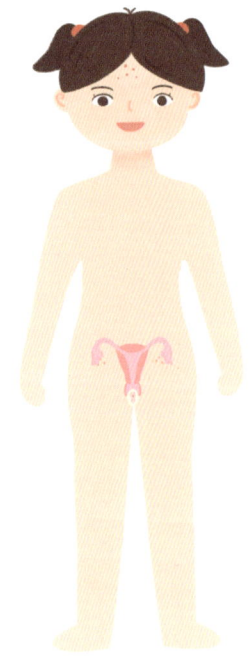

음	순

2. 사춘기가 되면 자궁에서 무슨 일이 일어날까요? 그림과 설명을 읽고 빈칸에 들어갈 말을 따라 써보세요.

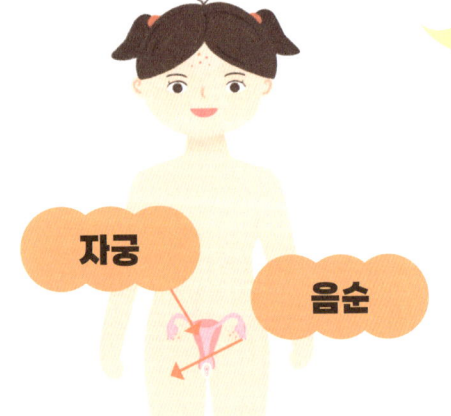

사춘기가 되면 **생리**를 시작해요.
생리는 **자궁**에 있는 피가 **음순**으로 나오는 거예요.

자궁은 아기가 만들어지는 집이에요.
여자의 배 속에 있어요.
생리는 한 달에 한 번 해요.

아기가 만들어지는 아기 집의 이름은 　　자 궁

자궁에 있는 피가 음순으로 나오는 것은 　　생 리

배움 더하기 ② 생리를 처음 시작했을 때 대처 방법 알기

1. 생리를 처음 시작하면 어떻게 해야 할지 생각해 보며 따라 써 봅시다.

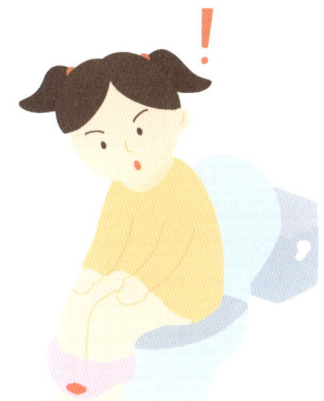

> 앗, 팬티에 피가!
> 나도 생리를 시작하나 봐!

1 **나를 도와줄 수 있는** 어른 **에게 말한다.**

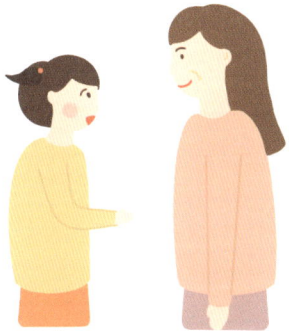

Q. **나를 도와줄 수 있는 어른**은 엄마, 할머니, 이모, 선생님 등 주변에 나와 가장 가까운 사람이에요. **나를 도와줄 수 있는 어른은** 누구인가요? 아래에 적어보세요.

2 생리대 **를 준비한다.**

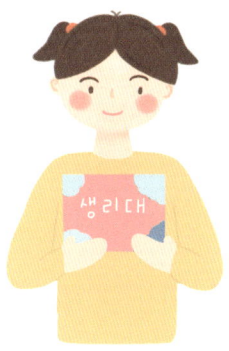

3 **생리를** 시작한 날짜 **를 달력에 표시한다.**

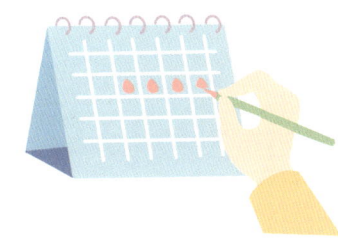

1단원. 나의 몸이 변해요

2. 생리대는 어떻게 사용하는 것인지 알아봅시다. 아래 큐알코드 속 영상을 보며 생리대 사용 방법 문장을 순서대로 붙여보세요.

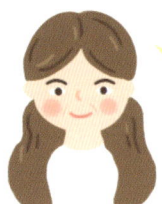
생리를 하면 생리대를 해야 해. 생리대 외에도 여러 생리 용품들이 있는데, 오늘은 많은 사람들이 사용하는 생리대에 대해서 알아보자.

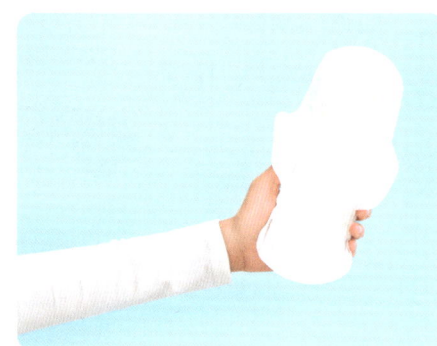

1.

2.

3.

4.

5.

6.

7.

생리대 사용 방법 영상

배움 곱하기 긴급 상황! 이서를 도와주세요!

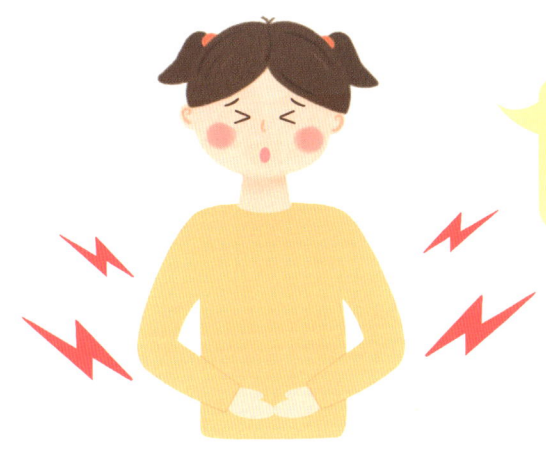

> 배가 너무 아파 생리통인가 봐…….

1. 생리 때문에 배가 아프면 어떻게 해야 할까요? 문장에 알맞은 붙임딱지를 찾아 붙여보세요.

1 배를 따뜻하게 한다.

2 엎드린 자세로 배를 편안하게 한다.

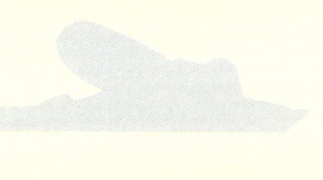

3 생리통을 줄여주는 약을 먹는다.

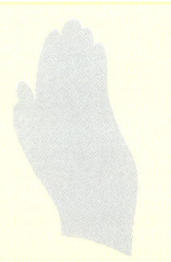

2. 나는 배가 아플 때 어떻게 하는 게 좋을까요? 나에게 맞는 방법을 써보세요.

2단원
나의 마음도 변해요

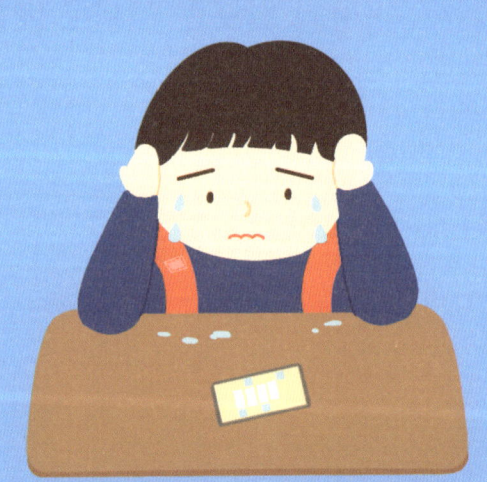

1 자꾸만 변하는 나의 감정을 알아봐요

#감정의 변화
#감정의 종류

2 감정을 다스리는 방법을 배워요

#감정 조절
#분노 대처

3 내 마음을 튼튼하게 가꿔요

#자기 관리
#취미(여가) 활동
#마음 건강

들어가기

나는 지금 어떤 표정을 짓고 있나요?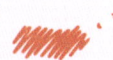

거울을 보며 내 표정을 따라 그려보세요.
짝과 함께 서로의 표정을 그려주어도 좋아요.

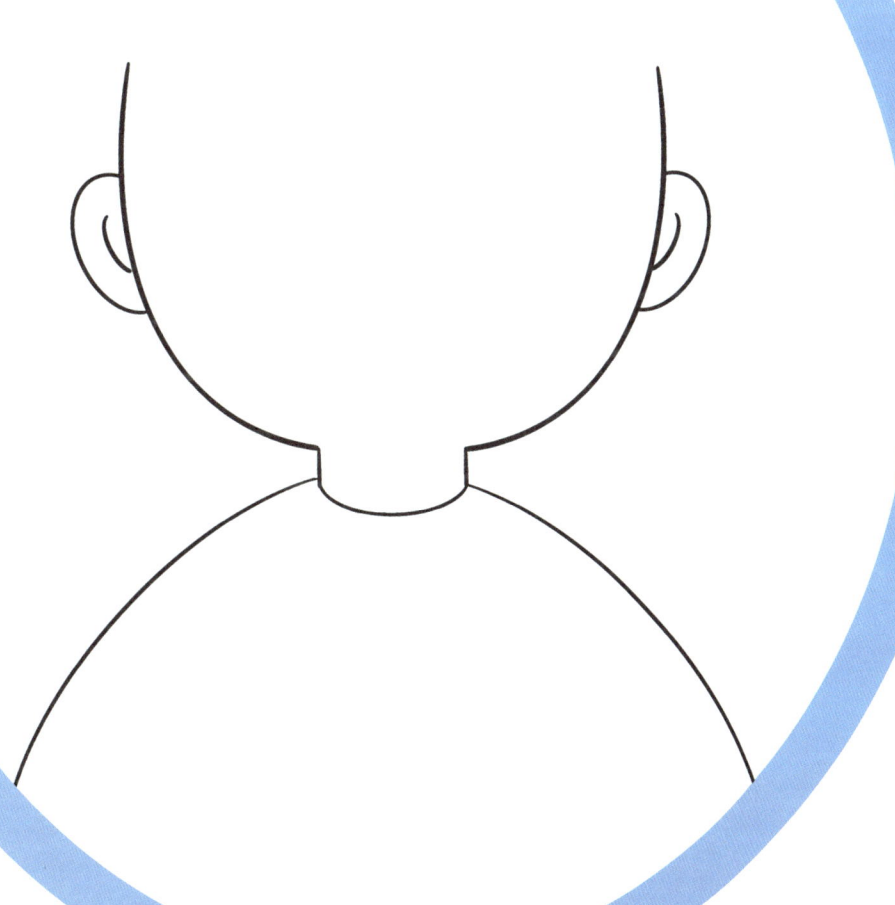

나 (　　　　　)은/는 즐겁게 배울 준비가 되었습니다!　　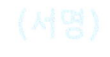

 # 자꾸만 변하는 나의 감정을 알아봐요

배움 열기 자꾸만 짜증이 나요.

마루가 학교에 다녀왔어요. 그런데 표정이 좋지 않아요.

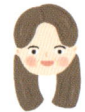 엄마: 마루야, 오늘은 별일 없었니?

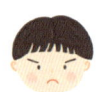 마루: 아, 몰라요.

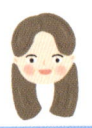 엄마: 엄마한테 얘기하면 엄마가 도와줄 수 있어.

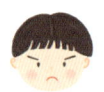 마루: 모른다니까요! **그냥 안 좋아요!**

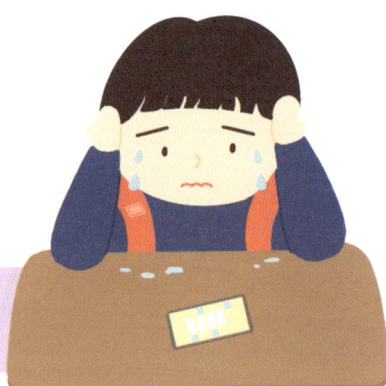

마루는 소리를 지르고 방으로 들어왔어요.

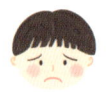 마루: 휴… 또 갑자기 화내버렸어. **자꾸 짜증이 나**. 어떡하지?

띵동! 그때 엄마의 메시지가 왔어요.

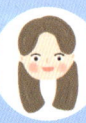 엄마: 마루야, 사춘기에는 **감정**이 자꾸 변할 수 있어. 갑자기 짜증이 나고 기분이 안 좋아지기도 해. 그래도 화내지 않으면서 **감정을 말하는 연습**을 해보자.

 마루: 뭐라고 말해야 할지 모르겠는걸…….

30　스마일 성교육

Q. 마루가 한 말을 모두 골라 ○표하고, 표정을 살펴보세요.

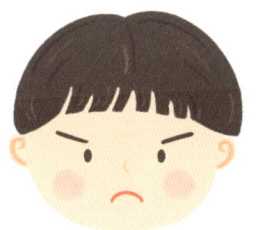 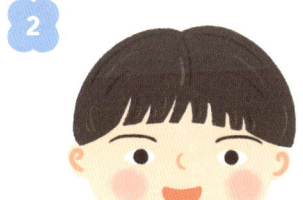 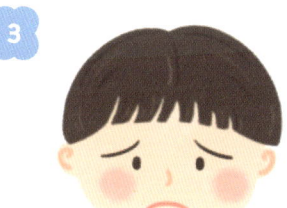

그냥 안 좋아요!   괜찮아요.   자꾸 짜증이 나.
(   )   (   )   (   )

Q. 엄마의 메시지를 다시 한번 읽어보세요. 빈칸에 들어갈 말을 <배움 열기>에서 찾아 써보세요.

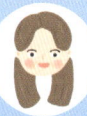 엄마

마루야, **사춘기에는 (   )이 자꾸 변할 수 있어.**
갑자기 짜증이 나고 기분이 안 좋아지기도 해.
그래도 화내지 않으면서 (   )을
(   ) **연습**을 해보자.

Q. 마루는 무엇을 배우게 될까요? 회색 글자를 따라 쓰고 읽어보세요.

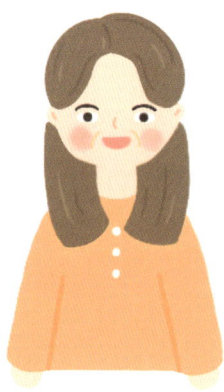

화내지 않으면서 내 마음을 말하는 연습을 해보아요.
먼저, **사춘기**에 찾아오는 **여러 가지 감정**을 알아봐요.

배움 더하기 감정에 이름 붙이기

1. 오늘 하루 나의 감정은 계속 똑같았나요, 자꾸 변했나요? 아래 그림 중에서 골라 ○표 하세요.

① 계속 똑같았다. 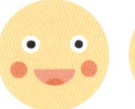   (   )

② 자꾸 변했다.    (   )

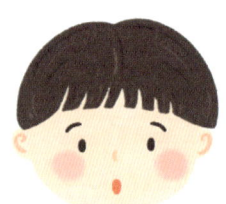

지토는 계속 기분이 좋았대요.
그런데 저는 좋았다가, 나빠졌다가 했어요.
사람마다 **다른가 봐요!**

2. 여러 가지 감정에 이름을 붙이고 뜻을 알아보아요. 빈칸에 들어갈 말을 따라 쓰고, 나는 언제 이런 감정을 느끼는지 적어보세요.

무언가를 열심히 했을 때, 잘했을 때, 마음이 따뜻해지고 기분이 좋아져.

"내가 친구를 도와줬어. **뿌듯해.**"
"넘어졌지만, 달리기를 끝까지 했어.

| 뿌 | 듯 | 해 | !"

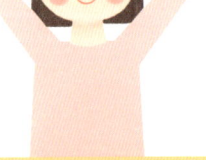

퍼즐 맞춰서 뿌듯해!

나는 [   ] 뿌듯해.

재미있는 일을 기다리고 있을 때,
좋은 일이 일어날 것 같을 때,
정말 두근거려. 빨리 그날이 오면 좋겠어.

"캠핑 가는 게 **기대돼**!"
"체험학습 가는 날이 기 대 돼 !"

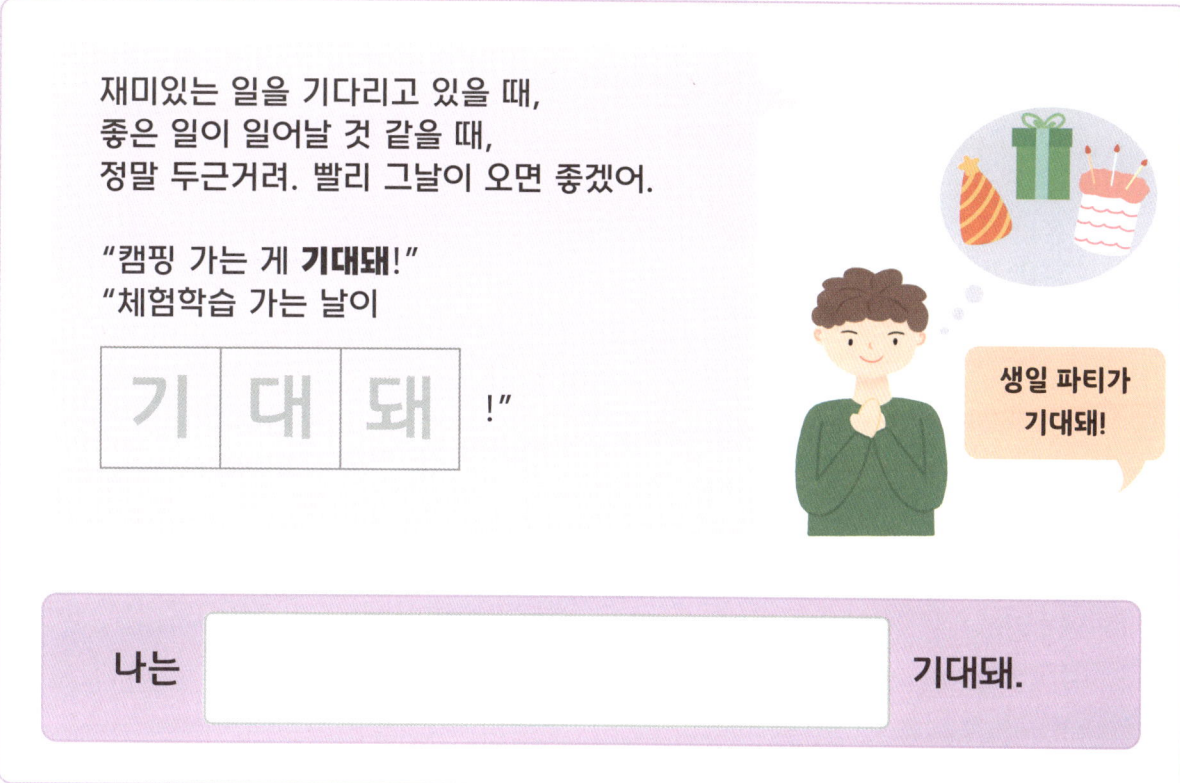

생일 파티가 기대돼!

나는 _____ 기대돼.

마음에 안 들어. 마음이 너무 아파.
울고 싶어.

"나만 엄마한테 혼나서 **속상해**."
"친구가 안 놀아줘서 속 상 해ㅤ."

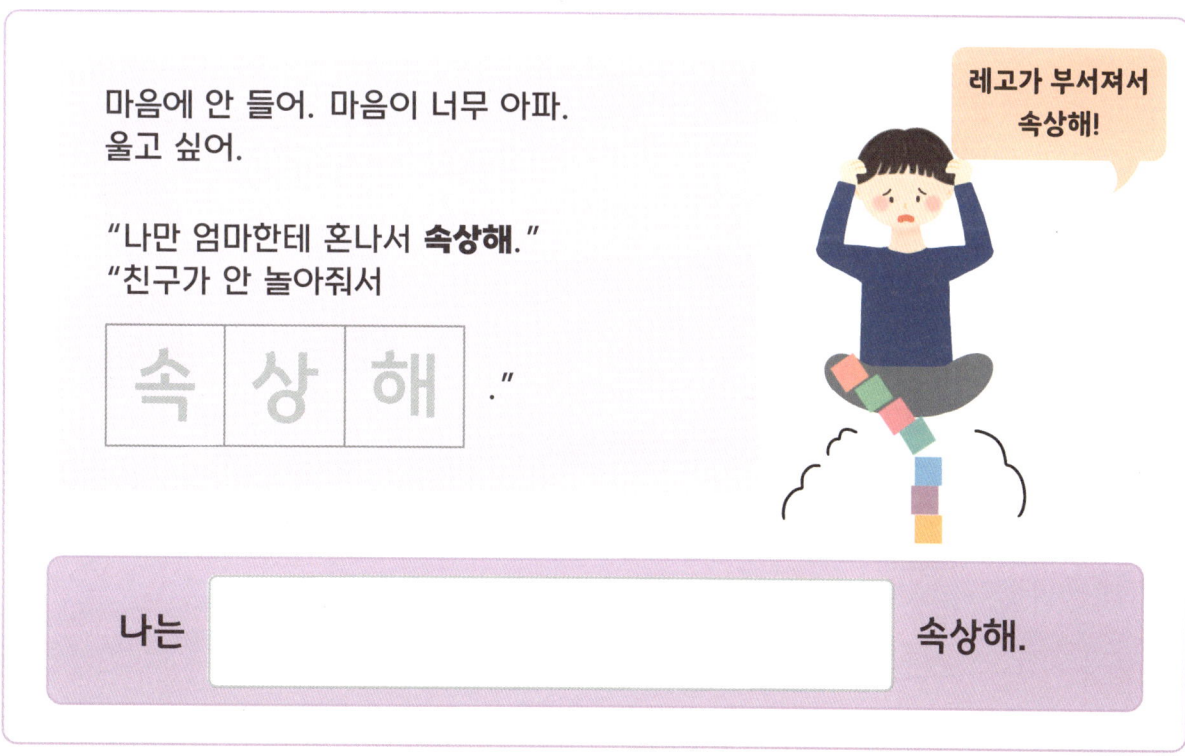

레고가 부서져서 속상해!

나는 _____ 속상해.

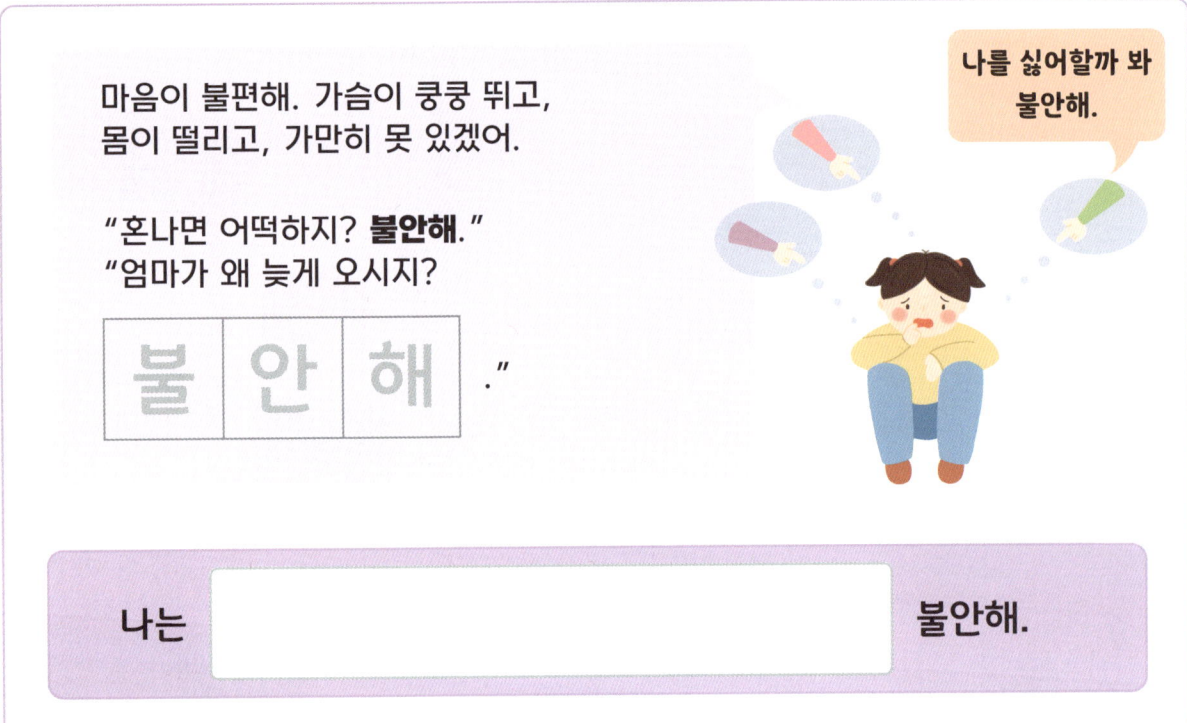

마음이 불편해. 가슴이 쿵쿵 뛰고, 몸이 떨리고, 가만히 못 있겠어.

"혼나면 어떡하지? **불안해**."
"엄마가 왜 늦게 오시지?
　불 안 해 ."

나를 싫어할까 봐 불안해.

나는 _____ 불안해.

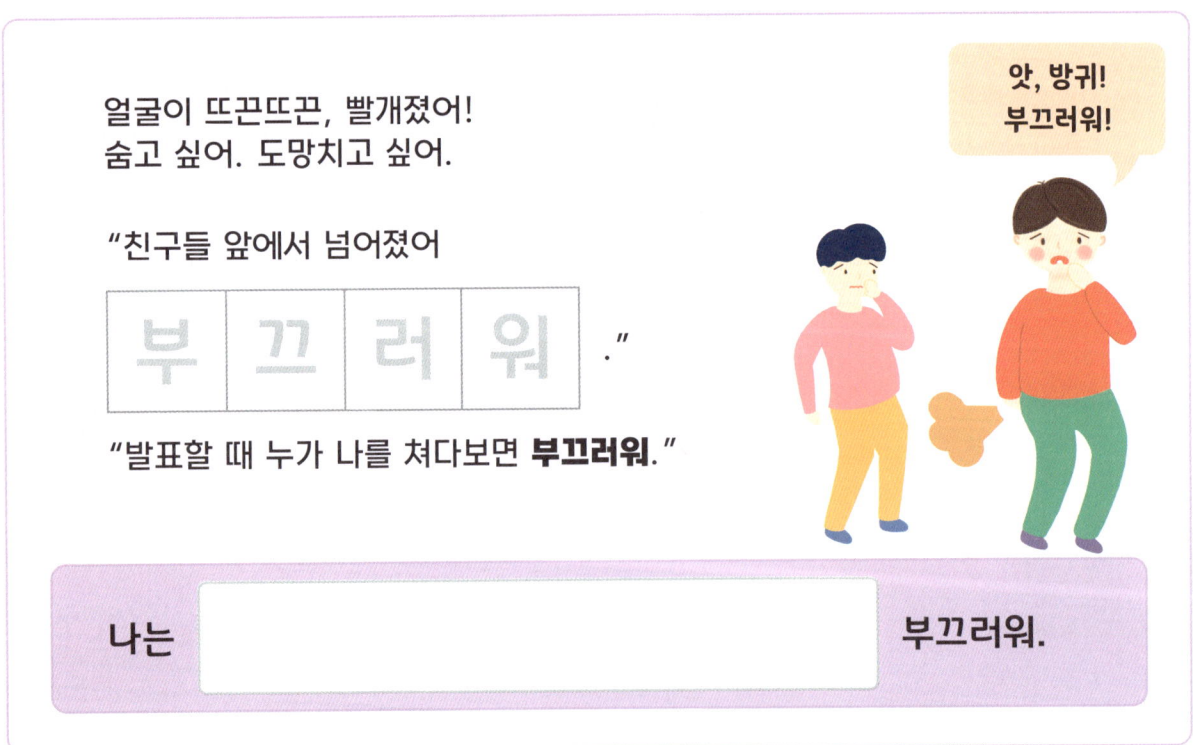

얼굴이 뜨끈뜨끈, 빨개졌어!
숨고 싶어. 도망치고 싶어.

"친구들 앞에서 넘어졌어
　부 끄 러 워 ."
"발표할 때 누가 나를 쳐다보면 **부끄러워**."

앗, 방귀! 부끄러워!

나는 _____ 부끄러워.

깜짝 놀랐어. 어떻게 해야 할지 모르겠어!
나 어떡해?

"교실에 왔는데, 아무도 없어.
 다 어디 갔지? **당황스러워**!"
"준비물을 집에 놓고 왔어! 너무

| 당 | 황 | 스 | 러 | 워 | ."

나는 [   ] 당황스러워.

재미없어. 그만할래! 다른 걸 하고 싶어.

"급식실 줄이 너무 길어.
 기다리는 게 **지루해**."
"영화가 너무

| 지 | 루 | 해 | . 언제 끝나지?"

나는 [   ] 지루해.

| 배움 곱하기 | **하루 동안의 나의 감정 나타내기** |

오늘 나에게는 언제, 어떤 감정들이 찾아왔나요? <보기>의 감정을 보고, 각 감정을 느낀 순간을 사탕 안에 적어보세요.

보기

뿌듯했어   기대됐어   속상했어   불안했어

부끄러웠어   당황스러웠어   지루했어

예시)
못 놀까 봐
불안했어.

스스로
마음을 가꾸는
일상 속

성교육

2. 감정을 다스리는 방법을 배워요

배움 열기 너무 속상할 때는 어떻게 해야 하나요?

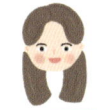 엄마: 마루야, 저녁 먹으렴.

 마루: 안 먹을래요. 너무 **속상해요**. 밥 먹기도 싫어요.

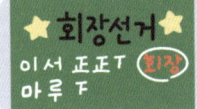
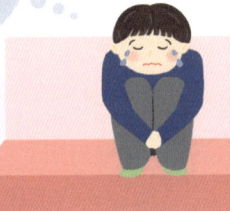

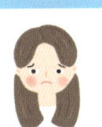 엄마: 학교에서 무슨 일 있었니?

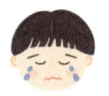 마루: 회장 선거에서 **떨어졌어요**. 그래서 **속상해요**.

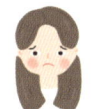 엄마: 준비를 많이 했는데, 마음 아팠겠다.

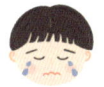 마루: 너무 **슬퍼요**. 아무것도 못 하겠어요.

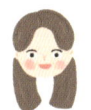 엄마: 엄마가 어떻게 도와주면 좋겠어?

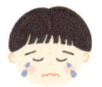 마루: 몰라요. 어떻게 해야 할지 모르겠어요.

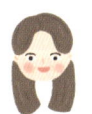 엄마: 엄마도 가끔 너무 속상하고 슬플 때가 있어.
그럴 때는, **기분이 나아지도록 노력한단다**. 어떻게 하냐면…….

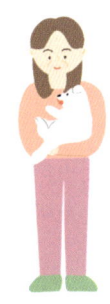 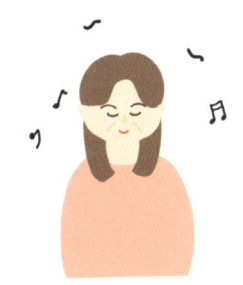 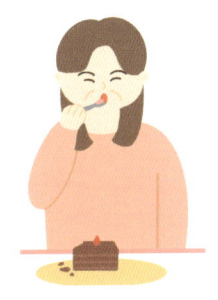 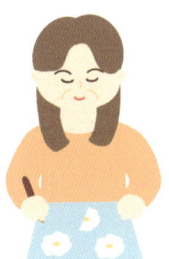

Q. 마루에게 무슨 일이 있었나요? 원인과 결과를 정리해 보세요.

원인   **결과**

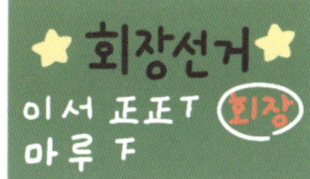 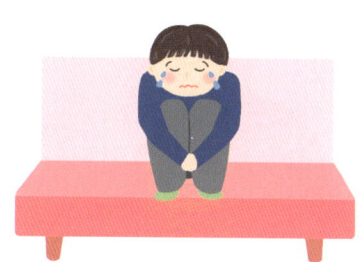

회장 선거에서   그래서

(   ).   (   ).

Q. 마루는 감정을 어떤 말들로 표현했나요? <보기>에서 모두 찾아 말풍선 안에 적어보세요.

보기

즐거워요.   속상해요.
신나요.   슬퍼요.

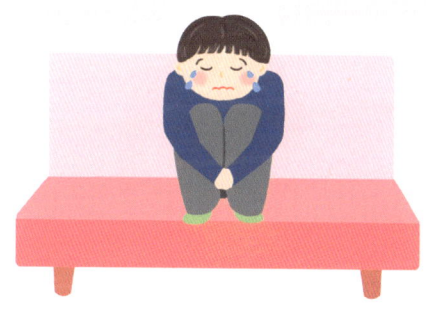

Q. 마루의 엄마가 너무 속상하고 슬플 때, <u>기분이 나아지도록 노력하는</u> 방법은 무엇인가요? 알맞은 것에 모두 ○표 하세요.

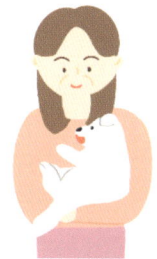   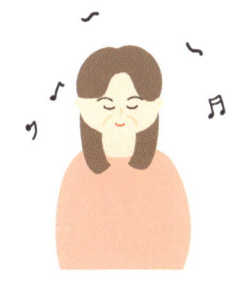   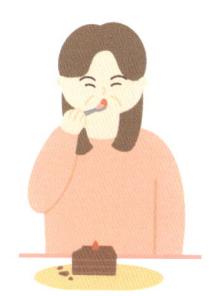   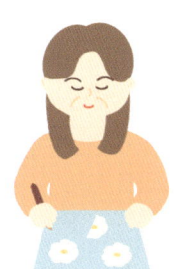

강아지랑 놀기   음악 듣기   간식 먹기   그림 그리기

(   )   (   )   (   )   (   )

배움 더하기 — 감정을 다스리는 방법 알아보기

1. 너무 속상할 때, 너무 화가 날 때는 어떻게 해야 할까요? 마루와 엄마의 말풍선을 읽고, 마루의 모습을 따라 해보세요.

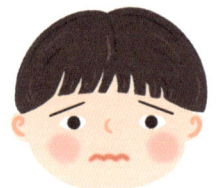

아까는 너무 속상해서 눈물이 막 났어요. 아아아아아악! 소리를 지르고 싶었어요. 그럴 때는 어떻게 해야 해요?

우리 마루, 너무 힘들었겠다. 그럴 때는 먼저! **눈을 꼭 감고, 숨을 크~게 쉬어보자.** 그다음! **후~ 길게 뱉어봐.** 이렇게 열 번 해볼까? 하나, 둘, 셋, 넷…

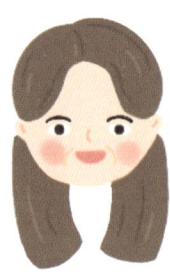

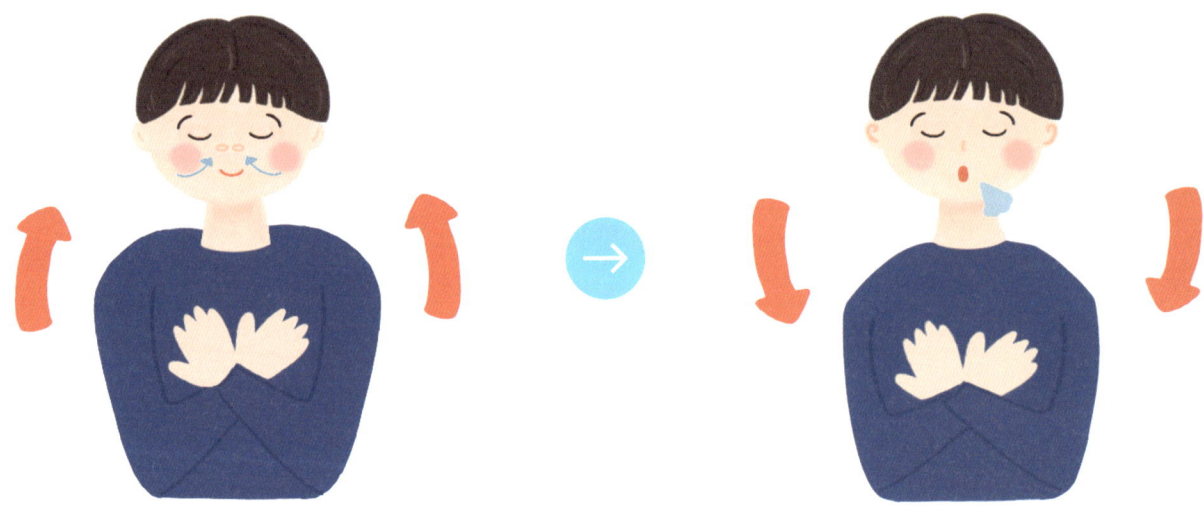

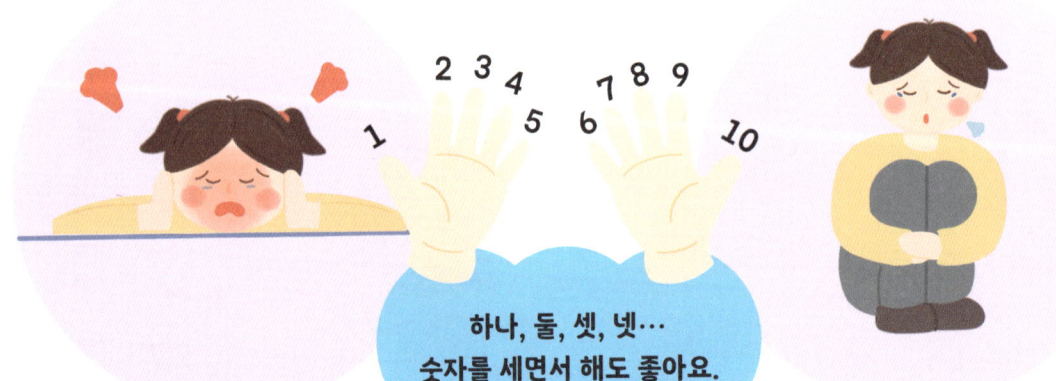

하나, 둘, 셋, 넷… 숫자를 세면서 해도 좋아요.

2. 기분이 나아지도록 노력하는 방법에는 어떤 것이 있을까요?
마루와 엄마의 이야기를 읽고, 나에게 알맞은 것에 ✔ 표시를 해보세요.
빈칸에는 내 생각을 써보세요.

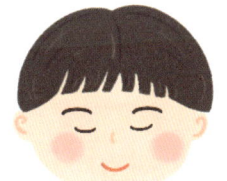

숨을 크게 쉬면서 기다리니까 조금 나아졌어요.
화내지 않고, "속상해!"라고 말할 수 있어요.

마루야, 잘했어!
이제는 기분이 나아지도록
노력하는 방법을 떠올려보자.

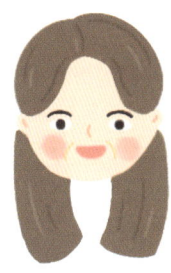

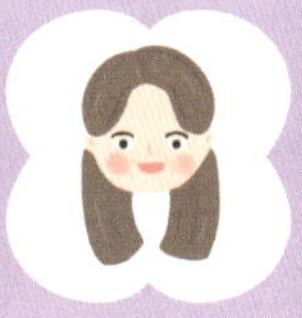

좋아하는 사람이랑 함께 있으면 기분이 좋아져.
우리 강아지나 고양이랑 있어도 기분이 좋아지지!
누구랑 있으면 기분이 좋니?

가족 ☐   친구 ☐   동물 ☐   .... ☐

[   ] 와/과 있을 때 기분이 좋아요.

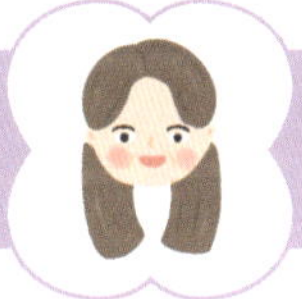

혼자 있고 싶을 때도 있지! **혼자서는 무엇을 하고 싶니?**

잠자기 ☐   음악 듣기 ☐   노래 부르기 ☐   그림 그리기 ☐   게임하기 ☐

혼자서 [   ] 을/를 할래요.

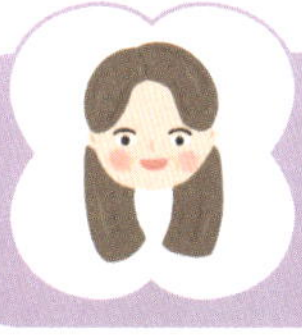

운동을 하는 건 어때? 스트레스도 풀리고 몸도 튼튼해진대.
산책하면서 바람을 쐬어도 좋아. **어떤 걸 해볼래?**

산책하기 ☐   자전거 타기 ☐   달리기 ☐   춤추기 ☐   요가 ☐   수영 ☐

[   ] 을/를 해볼래요.

따뜻한 차를 마시면 마음이 편해진대.
맛있는 음식을 먹는 것도 괜찮아.
어떤 걸 마셔볼래? 뭘 먹어볼래?

음료수 마시기 ☐   차 마시기 ☐   간식 먹기 ☐

[_____] 을/를 한 잔 마실래요.

[_____] 을/를 조금 먹을래요.

이제 그냥… 좋아하는 것들을 마구 떠올려봐!
아이돌 영상 보기, 청소하기, 레고 만들기, 색칠하기, 피아노 치기,
인형 놀이하기, 웃긴 생각하기.
떠올린 것들을 말풍선에 적으렴. 사진을 찍어서 붙여도 좋아.

예시) 물총놀이

배움 곱하기 — 감정 처방전 쓰기

내가 기분이 너무 안 좋을 때, 나를 달래줄 수 있는 방법을 떠올려보세요. 나를 위한 처방전을 완성하고, 오리기 자료에서 알약을 오려 약 봉투에 넣어 보아요.

마음 처방전

이름

증상
- 기분이 안좋다.
- 너무 속상하다.
- 너무 힘들다.
- 너무 화난다.

이렇게 해봐요.
- ✓ 예시) 산책하기
- ✓
- ✓
- ✓

2단원. 나의 마음도 변해요

3 내 마음을 튼튼하게 가꿔요

배움 열기 좋아하는 일을 하면 마음이 튼튼해져요.

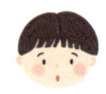 마루: 엄마, 뭐 하고 계세요?

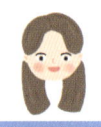 엄마: 그림을 그리고 있단다.

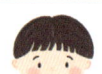 마루: 속상한 일이 있으세요?

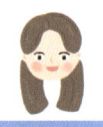 엄마: 아니, 속상한 일은 없어.

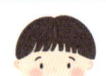 마루: 그러면 왜 그림을 그리고 계세요?

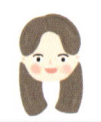 엄마: 그림을 그리면 기분이 좋아져서, 그림을 자주 그려. 놀거나 쉴 때, **좋아하는 일을 하면 마음이 튼튼해져서 더 행복하게 살아갈 수 있어.**

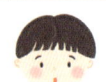 마루: 저는 자전거를 타면 기분이 좋아져요!

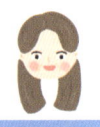 엄마: 그럼 마루는 자전거를 자주 타렴. 속상한 때가 아니어도, 좋아하는 것들을 하면서 시간을 보내보는 게 어떨까?

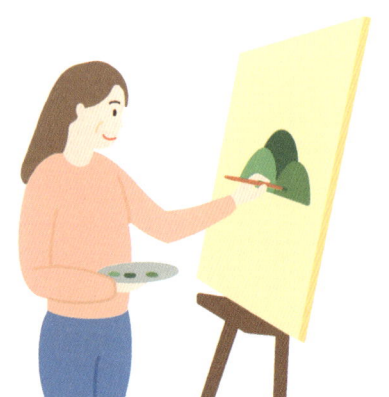
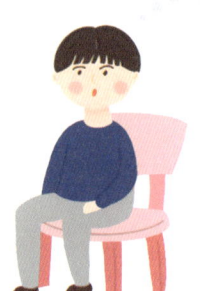

Q. 엄마는 무엇을 하고 계셨나요? 알맞은 것을 고르세요. (   )

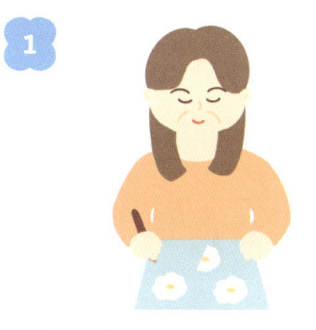
그림 그리기

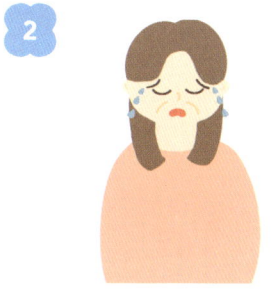
울기

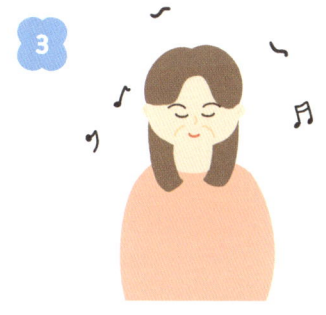
음악 듣기

Q. 엄마는 왜 그림을 그리고 계셨나요? 회색 글자를 따라 쓰고 읽어보세요.

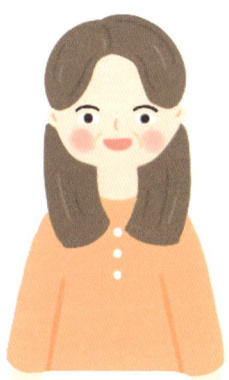

엄마는 그림을 그리면 기분이 좋아져서 자주 그림을 그린단다.

좋아하는 일을 하면 **마음이 튼튼해져서** 더 **행복**하게 살아갈 수 있어.

Q. 마루는 무엇을 할 때 기분이 좋아진다고 했나요? 알맞은 것을 고르세요. (   )

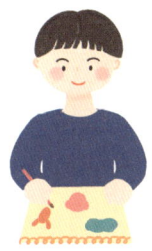
그림 그리기

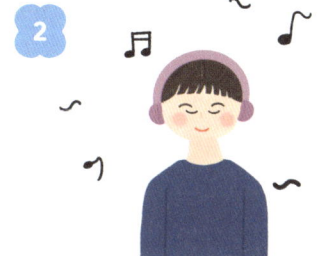
음악 듣기

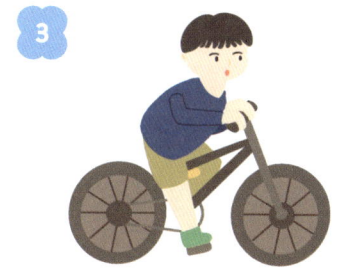
자전거 타기

배움 더하기 — 여러 가지 취미 활동 알아보기

1. 놀거나 쉴 때 나는 무엇을 하나요? 내가 해본 활동에 모두 ○표 하세요.

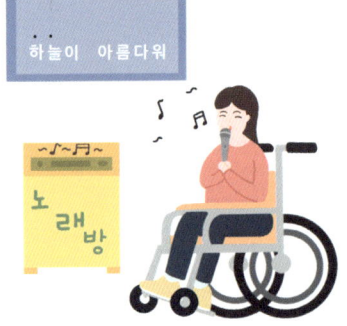
노래 부르기
(   )

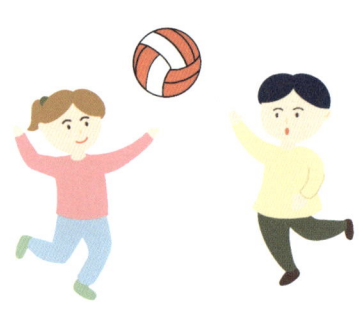
공놀이
(   )

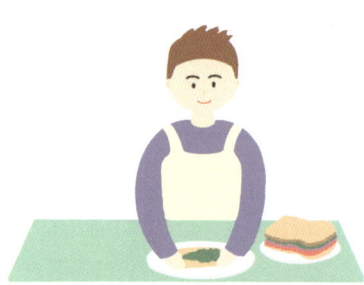
요리하기
(   )

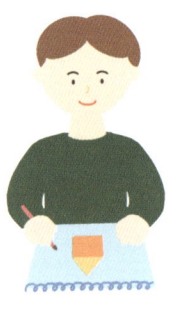
그림 그리기
(   )

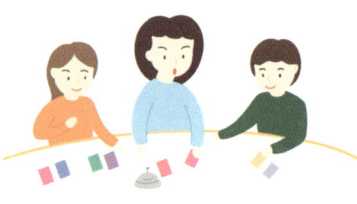
보드게임
(   )

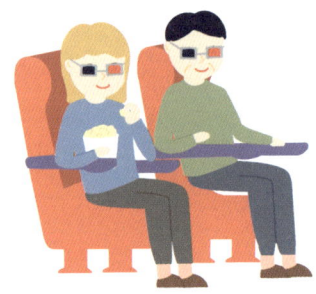
영화 보기
(   )

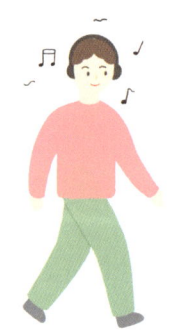
산책하기
(   )

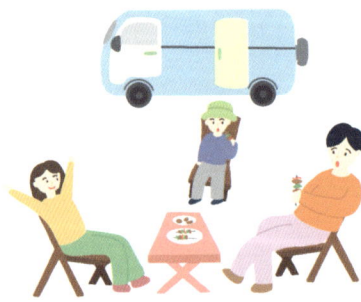
캠핑 하기
(   )

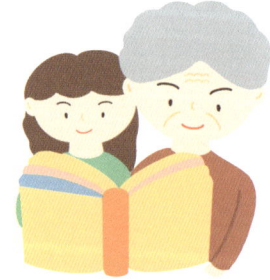
책 읽기
(   )

2. 이서와 아라의 대화를 읽고, 앞으로 해보고 싶은 활동을 <취미 버킷리스트>에 적어보세요.

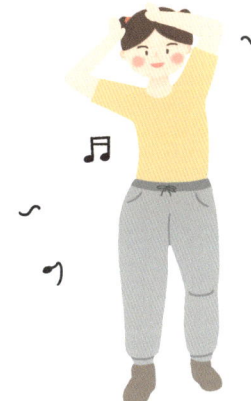

아라야, 너는 놀거나 쉴 때 뭘 하니?
난 아이돌 춤을 춰. 그러면 기분이 좋아져.

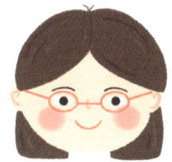

나는 책 읽는 게 좋아서 책을 자주 읽어.
아이돌 춤은 안 춰봤어.

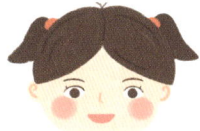

같이 춤춰보지 않을래?
너랑 같이 하고 싶어!

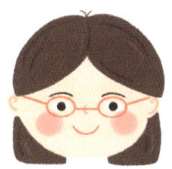

좋아! 같이 춤추자. 네가 가르쳐줘.
다음에는 우리 같이 책 읽자.

취미 버킷리스트! (　　　)가 해보고 싶은 것

올해는 꼭 [　　　　　　　　] 할 거야!

- ☐ 예시) 수영 배우기
- ☐ _____
- ☐ _____
- ☐ _____

3. 2번 활동에서 적어본 것들을 언제, 어디서, 누구와, 어떻게 할지 계획해보세요. 먼저 마루의 계획을 읽고, 그다음 나의 계획도 세워보아요.

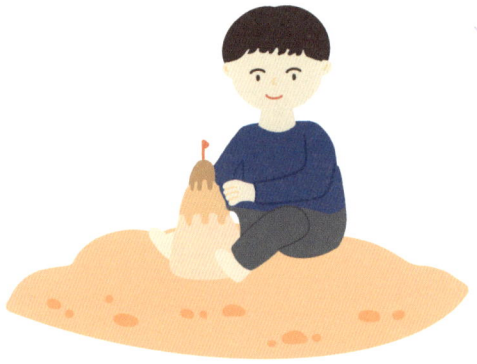

〈바다에서 모래성 쌓기〉

- 언제: 여름 방학에
- 어디서: 강원도 바다에서
- 누구와: 지토, 이호랑
- 어떻게: 모래로 성을 쌓으면서 놀고 싶다.
- 준비물: 모래놀이 삽, 레고, 공룡 인형

그림으로 그려보세요.

하고 싶은 일: _____

언제	
어디서	
누구와	
어떻게	
준비물	

48 스마일 성교육

배움 곱하기 취미 네 컷 완성하기

친구들과 취미를 함께하고, 사진을 찍어서 빈칸에 붙이거나 빈칸 안에 그림으로 그려보세요. 어떤 기분이 들었는지도 적어보세요.

(   )와 함께한 취미 네 컷!

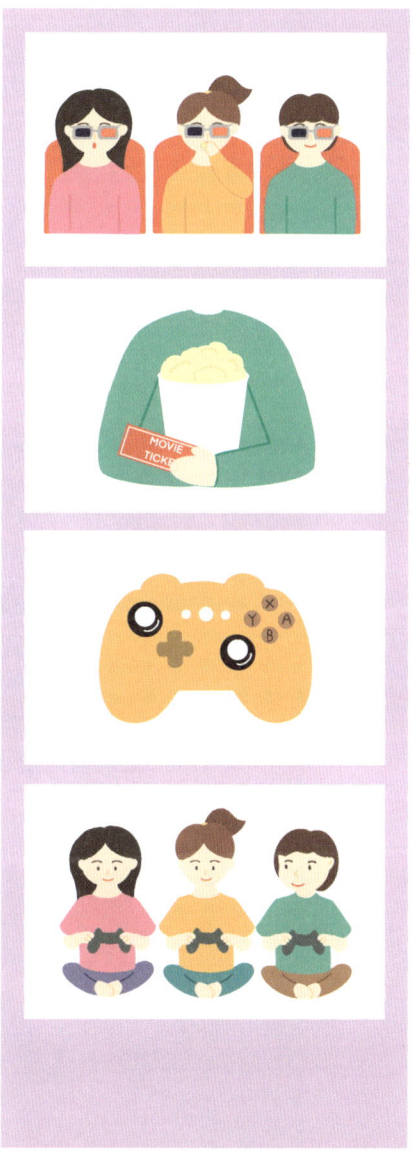

1. (   )와 (   )을/를 한 나의 기분은 [   ]

2. (   )와 (   )을/를 한 나의 기분은 [   ]

3단원
나의 몸을 깨끗하게 관리해요

1 내 몸, 깨끗하게 관리하기
#머리 감기
#여드름
#양치질

2 사춘기에는 더 깨끗하게!
#사춘기 청결
#속옷 관리

3 생리할 때는 더 깨끗하게!
#생리대 사용
#생리주기

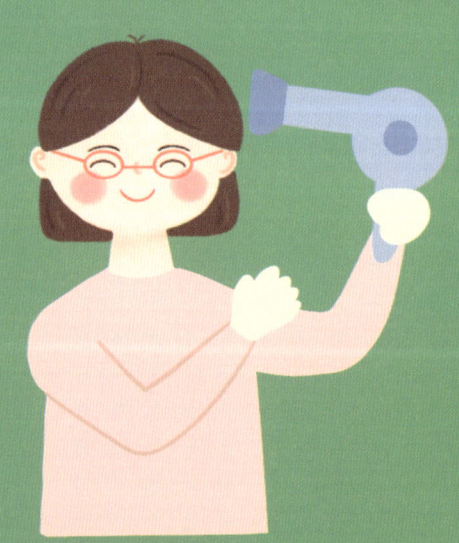

들어가기

나는 지금 깨끗한가요?

질문을 읽고, '네' 또는 '아니오'에 동그라미하고 글을 읽어보세요.

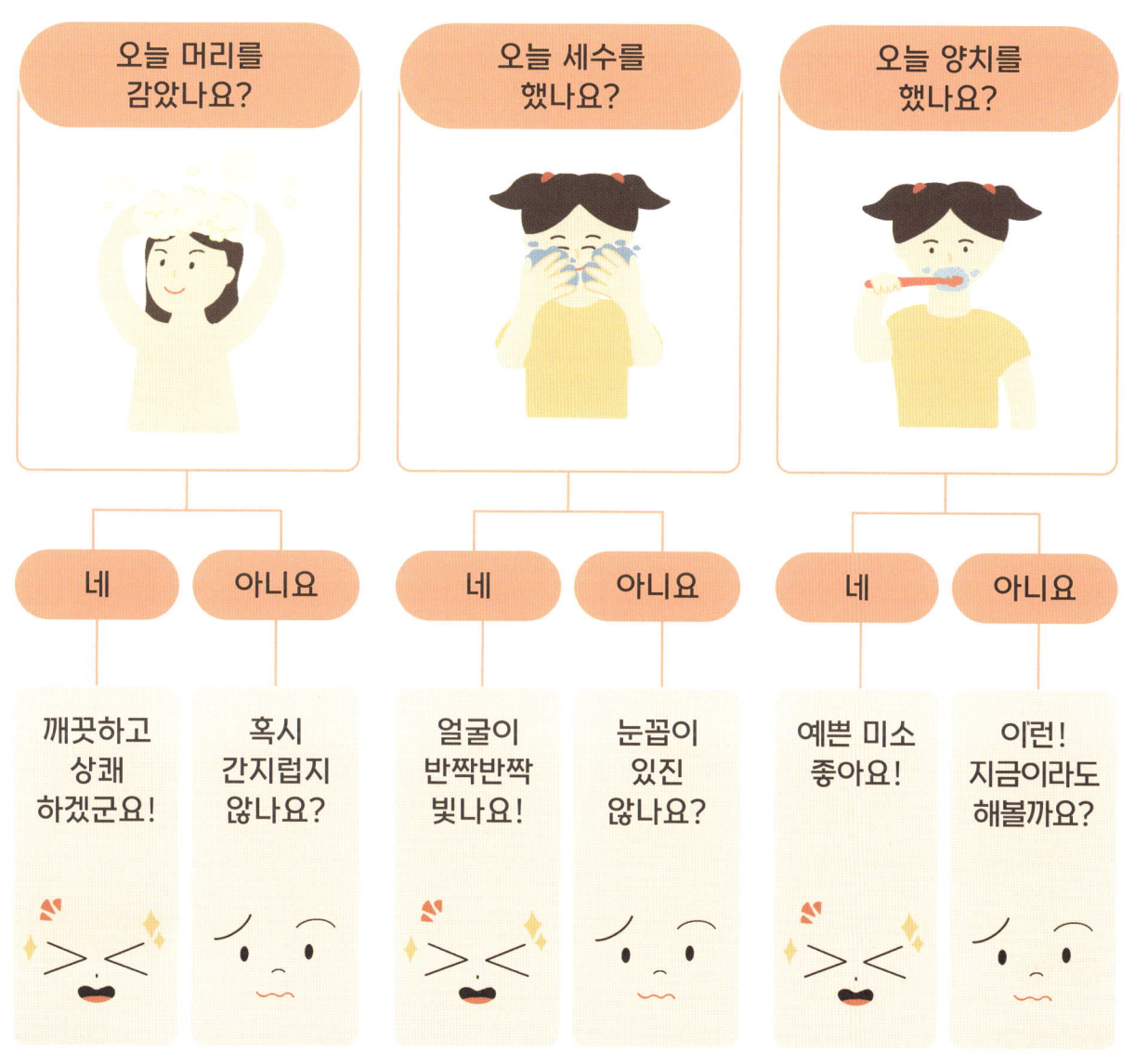

오늘 머리를 감았나요?		오늘 세수를 했나요?		오늘 양치를 했나요?	
네	아니요	네	아니요	네	아니요
깨끗하고 상쾌하겠군요!	혹시 간지럽지 않나요?	얼굴이 반짝반짝 빛나요!	눈꼽이 있진 않나요?	예쁜 미소 좋아요!	이런! 지금이라도 해볼까요?

나 (　　　　　)은/는 즐겁게 배울 준비가 되었습니다!　　(서명)

3단원. 나의 몸을 깨끗하게 관리해요

 # 내 몸, 깨끗하게 관리하기

배움 열기 머리를 감지 않았어요.

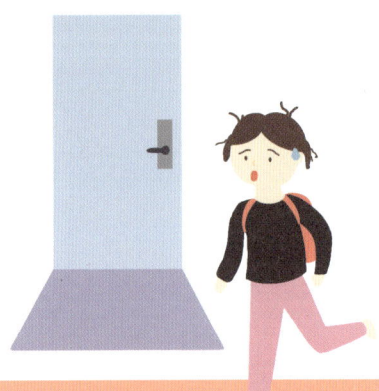

이서는 오늘 **늦잠**을 잤어요. 헐레벌떡 일어나자마자 학교에 가요.

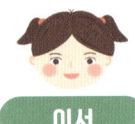
이서

어제도, 그저께도 **머리를 안 감았는데**……. 시간이 없어. 어쩔 수 없다! 그냥 가자!

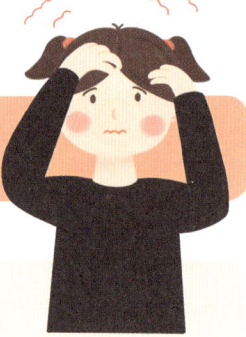

교실에서 수업을 듣는데 머리가 **간지러워요.**

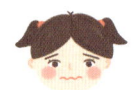
이서

으 간지러워. 긁으면 애들이 놀릴 것 같아. 참아보자.

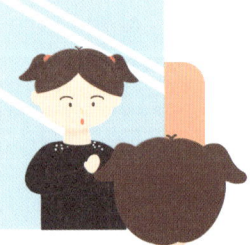

복도에서 거울을 봤는데, 어깨 위에 비듬이 잔뜩 떨어져 있어요.

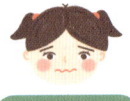
이서

으악! 애들이 봤으면 어쩌지? 너무 창피해!

이서는 하루종일 머리가 간지러웠어요. 그리고 친구들이 놀릴까봐 걱정돼서 수업을 제대로 듣지 못했어요.

Q. 이서는 왜 머리를 감지 않았나요? 알맞은 내용에 ○표 하세요.

1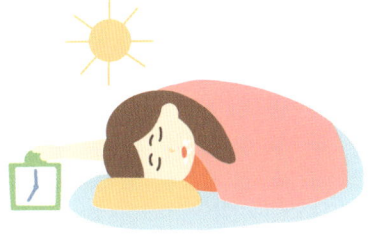
늦잠을 자서
(   )

2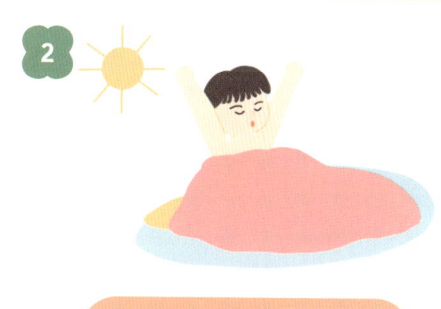
일찍 일어나서
(   )

Q. 이서는 어제도 머리를 감지 않고, 그저께에도 감지 않았어요. 그럼 몇일동안 감지 않은 건가요? 알맞은 내용에 ○표 하세요.

그저께　　　　어제　　　　오늘

1일 -_-

2일 -0-

3일 XOX

1 1일 (   )　　2 2일 (   )　　3 3일 (   )

Q. 머리를 감지 않았을 때와 감았을 때의 모습을 줄로 이어보세요.

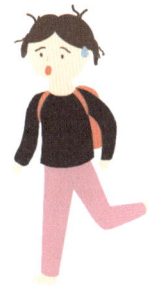
머리를 감지 않았다.

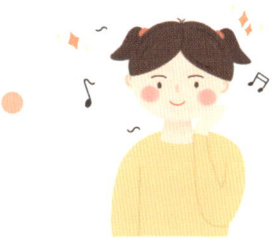
깔끔하다.

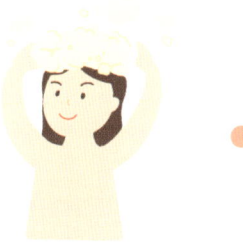
머리를 감았다.

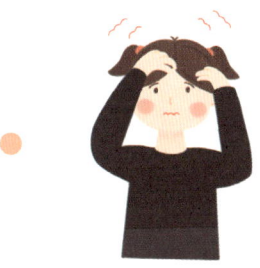
간지럽다.

3단원. 나의 몸을 깨끗하게 관리해요

배움 더하기 ① 머리는 언제, 어떻게 감아야 할지 알아보기

1. 머리를 언제 감는 것이 좋을지 스스로 정해보세요.

나는 **아침**에 머리를 감아.
자고 일어나면 머리가
많이 뻗치거든.

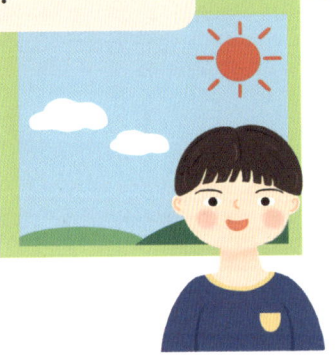

나는 **저녁**에 머리를 감아.
하루 종일 밖에서
먼지가 많이 묻으니까.

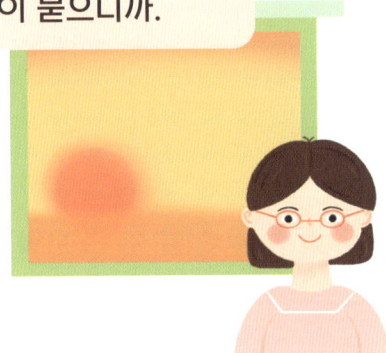

나는 머리를 언제 감을 건가요? 아침과 저녁 중에 ○표 하세요.

나는 (아침 / 저녁)에 머리를 감아야지.

아침에 감는 사람은
일찍 일어나야 해!
늦잠을 자면 머리를
감을 시간이 없어!

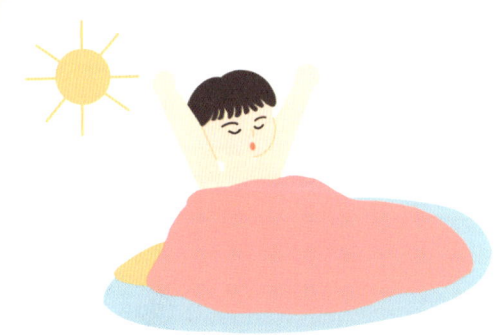

저녁에 감는 사람은
머리를 꼭 잘 말려야 해!
머리를 안 말리고 자면
가렵고 비듬이
생길 수 있어!

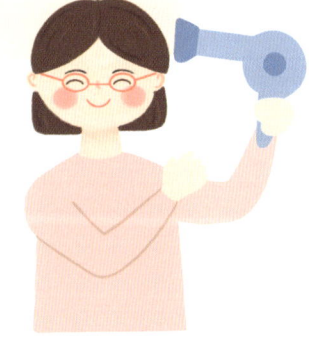

머리는 **매일** 감는 것이 깔끔해요.

2. 문장을 읽고 알맞은 붙임딱지를 찾아 붙이며 머리 감는 순서를 알아봅시다.
그리고 중요한 낱말을 따라 써 봅시다.

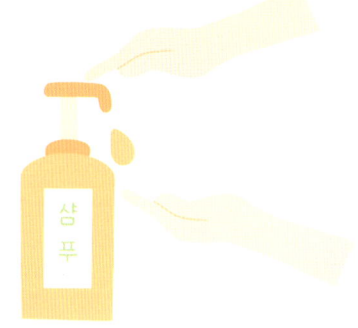

1 머리를 물로 적시기

2 샴푸를 손에 덜기

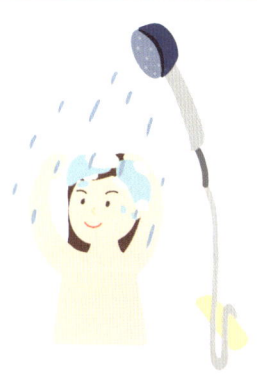

3 머리를 꼼꼼히 문지르며 거품 내기

4 물로 거품 헹구기

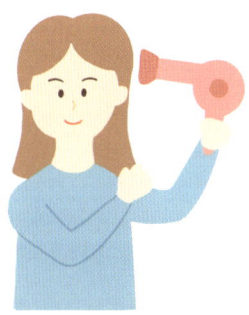

5 수건으로 물기 닦기

6 머리 말리기

배움 더하기 ② 여드름 관리 방법 알아보기

여드름 관리 방법을 읽고 올바른 그림에 ○표, 잘못된 그림에 X표 하세요.

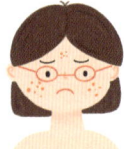

요즘 **여드름**이 많이 나서 고민이야.

여드름 관리 방법

1. 손을 깨끗하게 씻는다.
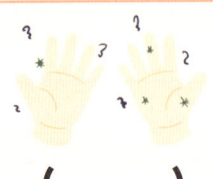 ( )    ( )

2. 얼굴을 부드럽게 씻는다.
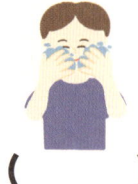 ( )   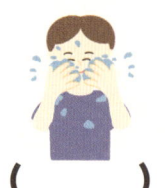 ( )

3. 깨끗한 수건을 사용한다.
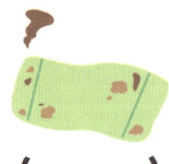 ( )   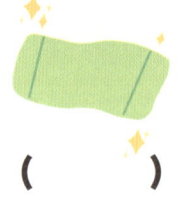 ( )

세수는 하루 두 번, 아침과 저녁에 해야 해요!

바로 오늘! 아침과 저녁에 세수를 하세요.
세수를 하니 어떤 기분이 들었나요? 내 기분에 ○표 하세요.

산뜻해요!
( )

찝찝해요!
( )

배움 더하기 ③ 양치를 해야 하는 이유 알기

양치를 하지 않으면 어떤 일이 생길까요? 친구들의 이야기를 읽어보세요.

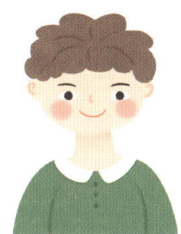

양치하기 너무 귀찮아!

양치를 하지 않으면 입 안에 음식이 남아 있을 거야!
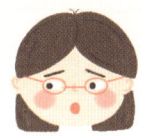

세균은 남은 **음식찌꺼기**를 좋아해! 그래서 세균이 생길 거야!
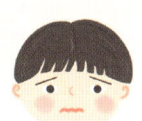

세균이 생기면 **이가 썩고 입 냄새**가 난다구! 친구들이 놀릴 거야!
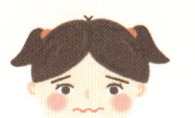

1) 양치를 하지 않으면 이에 무엇이 생기나요? 맞는 것에 ○표 하세요.

1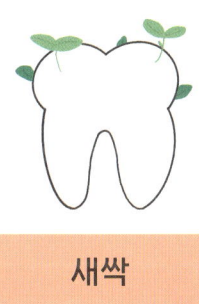
새싹
( )

2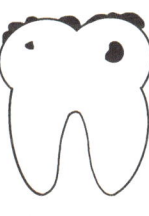
세균
( )

2) 세균은 어떤 것을 좋아하나요? 맞는 것에 ○표 하세요.

1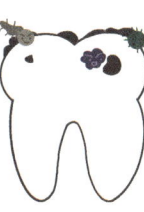
음식 찌꺼기
( )

2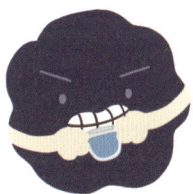
물
( )

3) 세균이 생기면 어떻게 될까요? 맞는 것에 모두 ○표 하세요.

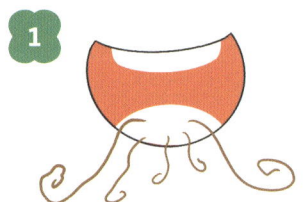
입 냄새가 난다.
(   )

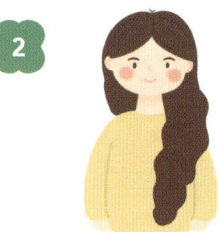
머리가 자란다.
(   )

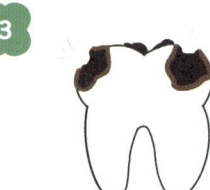
이가 썩는다.
(   )

4) 입냄새가 나면 어떤 일이 일어날까요? 맞는 것에 ○표 하세요.

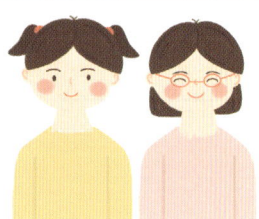
친구들이 좋아한다.
(   )

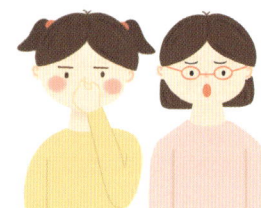
친구들이 싫어한다.
(   )

5) 이가 썩으면 어떤 일이 일어날까요? 맞는 것에 모두 ○표 하세요.

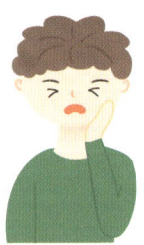
이가 아프다.
(   )

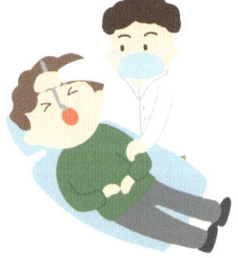
치과에서 치료를 받는다.
(   )

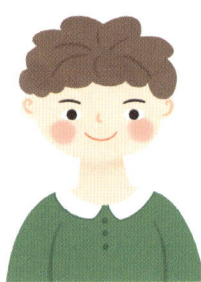

으악! 밥을 먹으면 꼭 양치를 해야겠네!
하루 3번! 아침, 점심, 저녁!

배움 곱하기 — 일주일 청결 챌린지 도전하기

매일 머리 감기, 세수하기, 양치하기를 실천할 때마다 칸 안에 ○표를 하세요.
모두 ○표를 하면 도전 성공이에요!

	월	화	수	목	금	토	일
머리 감기							
아침 세수							
아침 양치							
점심 양치							
저녁 세수							
밤 양치							

해냈다!

3단원. 나의 몸을 깨끗하게 관리해요

사춘기에는 더 깨끗하게!

배움 열기 사춘기에는 몸에서 냄새가 나요.

엄마가 마루의 방에 들어왔어요.

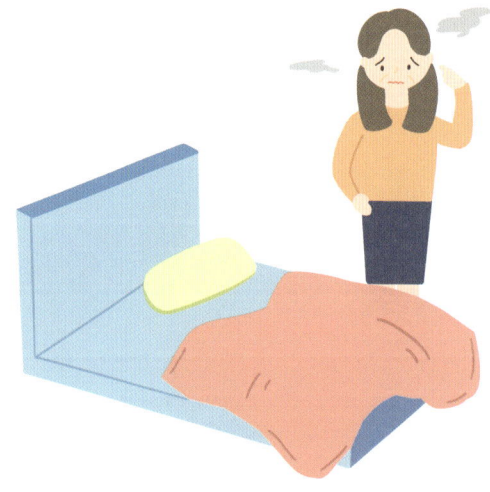

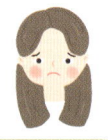
엄마: 으악! 마루야! 방에서 냄새가 난다!

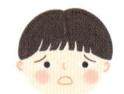
마루: 네? 정말요? 청소 깨끗이 했어요!

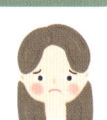
엄마: 사춘기라서 그렇구나. 사춘기에는 몸에서 **냄새**가 나기도 해. 창문을 열자.

마루: 어제 샤워도 했는데…….

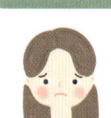
엄마: **아침, 저녁**으로 깨끗하게 샤워해야겠다. 냄새가 나면 **친구들이 싫어할 수 있어**.

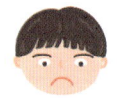
마루: 네 알겠어요.

Q. 빈칸에 들어갈 말을 글에서 찾아 써보세요.

사춘기에는 몸에서 ()가 날 수 있어요.

☐☐

Q. 몸에서 냄새가 나면 친구들이 어떻게 생각할까요?

1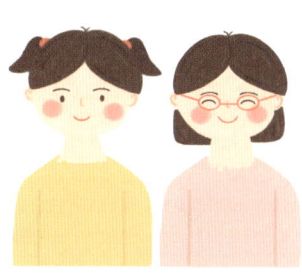
친구들이 좋아한다
(   )

2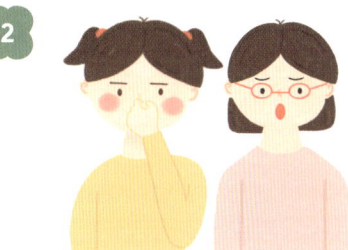
친구들이 싫어한다
(   )

Q. 엄마는 언제 샤워를 하라고 하셨나요? 맞는 것에 모두 ○표 하세요.

1 아침   (   )

2 점심   (   )

3 저녁   (   )

배움 더하기 ① 샤워를 해도 간지러울 때 해결 방법 알기

1. 샤워를 했는데 왜 간지러울까요? 아래 대화를 읽고 알맞은 내용을 모두 골라 ○표 하세요.

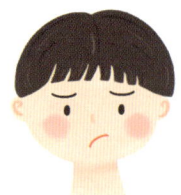
깨끗이 샤워를 했는데 몸이 간지러워요. 왜 그런 걸까요?

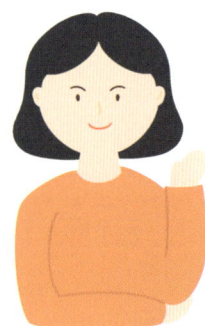
사춘기에 **털**이 새로 날 때 간지러울 수 있어요. 그리고 **로션**을 바르지 않으면 **피부가 건조**해서 간지러울 수 있어요.

1) 사춘기에는 팔과 다리에 무엇이 새로 날 수 있나요?

1. 털 ( )
2. 꽃 ( )

2) 샤워 후에도 간지러울 수 있는 이유는 무엇인가요?

1. 잠이 부족해서 ( )
2. 피부가 건조해서 ( )
3. 털이 나서 ( )

3) 간지럽지 않기 위해 무엇을 발라야 하나요?

1. 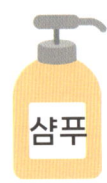 샴푸 ( )
2. 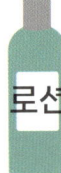 로션 ( )

2. 음경이 간지러우면 어떻게 해야 할까요? 마루와 선생님의 대화를 읽고 올바른 내용에 ◯표 하세요.

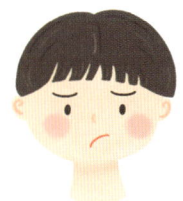

가끔 음경이 간지럽기도 해요. 이럴 땐 어쩌죠?

음경이 간지러울 때는
다른 사람들이 있는 공적 장소에서는 만지면 안 돼요!
사적 장소인 화장실이나 방에서 바지 위로 살짝 긁거나
물로 씻는 것이 좋은 방법이에요.

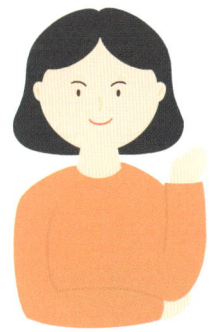

1) 음경이 간지러우면 어디로 가야 할까요?

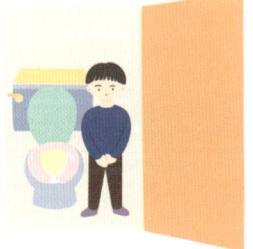

① 사적 장소 (화장실, 내 방)
(   )

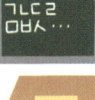

② 공적 장소 (교실)
(   )

2) 가장 좋은 방법은 무엇일까요?

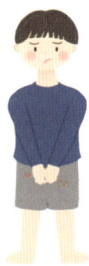

① 교실에서 긁는다.
(   )

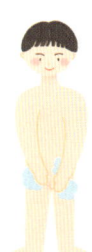

② 음경을 물로 씻는다.
(   )

3단원. 나의 몸을 깨끗하게 관리해요

배움 더하기 ② 속옷은 자주 갈아입기

점선을 따라 그으며 속옷을 갈아입지 않으면 생기는 일을 알아보세요.

1) 샤워를 한 후, 속옷을 갈아 입지 않으면 어떤 일이 생길까요?

샤워 한 후	속옷을 갈아입으면?	야호 상쾌해!
	속옷을 갈아입지 않으면?	으악, 따끔해!

샤워를 하고 난 뒤, 깨끗한 속옷으로 갈아 입어야 해요.

2) 속옷에 끈적끈적한 것이 묻었을 때, 속옷을 갈아 입지 않으면 어떤 일이 생길까요?

속옷에 끈적끈적한 것이 묻었을 때	속옷을 갈아입으면? 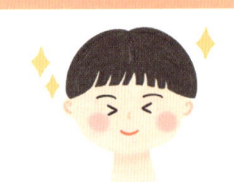	야호 상쾌해!
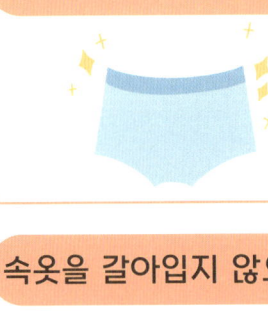	속옷을 갈아입지 않으면? 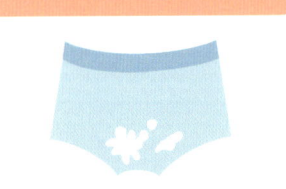	으악, 간지러워! 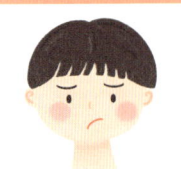

속옷에 끈적끈적한 것이 묻었을 때는 깨끗한 속옷으로 갈아 입어야 해요.

배움 곱하기 — 하루 습관표 만들기

하루 습관표를 만들고, 매일매일 실천해 보세요.

하루 습관표 만드는 방법

1. 빨간색 선을 가위로 오립니다.
2. 나의 하루를 생각하며 '양치', '세수', '머리 감기'를 언제 할지 정합니다.
3. 하루 습관표에 붙임딱지를 순서대로 붙입니다.
4. 붙임딱지 아래에 할 일을 적습니다.
5. 할 일을 할 때마다 위로 접습니다.
6. 할 일을 다했을 때 '응원 문구'나 '귀여운 이모티콘'을 볼 수 있도록 접은 칸에 그림을 그려도 좋습니다.

예시

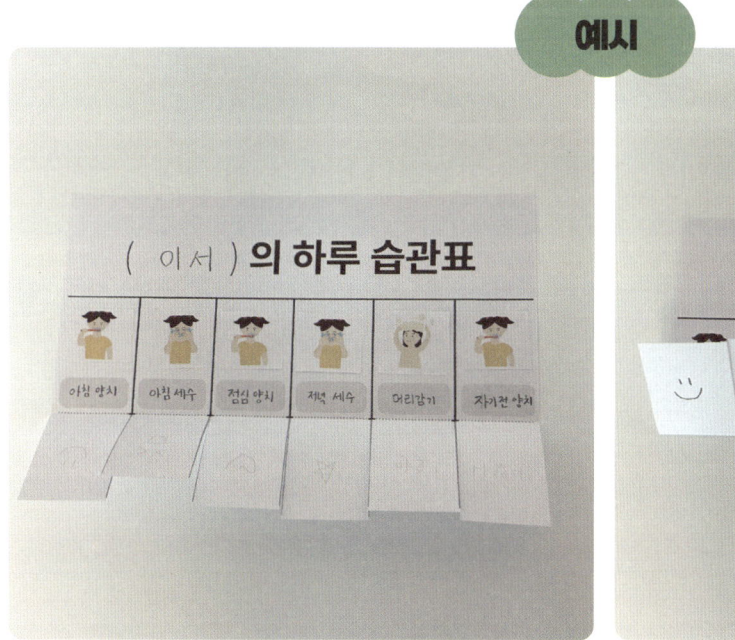
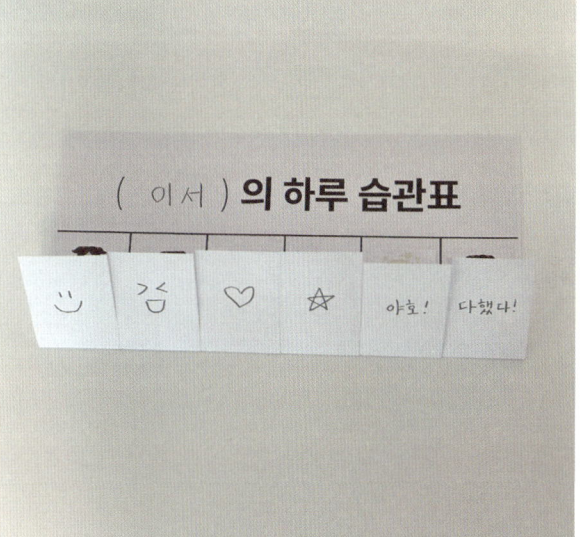

3. 생리할 때는 더 깨끗하게!

배움 열기 생리대는 자주 바꿔야 해요.

이서는 3일째 생리를 하고 있어요.
그런데 학원에 갔다가 집에 오니 음순이 따끔하고, 간지러워요.

이서: 엄마! 음순이 따끔하고, 간지러워요. 참을 수가 없어요.

엄마: 이서야, 일단 화장실에 가서 물로 씻어보자.
혹시 생리대를 언제 바꿨니?

이서: **아침**에 바꾸고 지금까지 바꾸지 않았어요!

엄마: 앗, **생리대를 오랫동안 바꾸지 않았구나.**
그럼 따끔하고 간지러울 수 있어.

이서: 앗, 몰랐어요. 깨끗이 씻으니 나아졌어요.

엄마: 그래, 생리 양이 적어도, 화장실에 갈 때마다 바꾸는 게 좋아.
우리 양이 적을 땐 **아침, 점심, 오후, 저녁, 밤**에 바꾸는 걸로 정하는 게 어떨까?

이서: 좋아요!

언제?		바꿨으면 체크
아침	학교 가기 전	✓
점심	점심 시간	✓
오후	학교 끝나고 학원가기 전	✓
저녁	학원 마치고 집에 왔을 때	✓
밤	자기 전	✓

Q. 이서는 왜 음순이 따끔하고 간지러웠나요?

1 생리대를 오랫동안 바꾸지 않아서 (   )

2 생리대를 자주 바꿔서 (   )

Q. 이서는 생리대를 언제 바꿨나요?

1 아침 (   )   **2** 점심 (   )   **3** 저녁 (   )

Q. 엄마는 생리대를 언제 바꾸라고 하셨나요?

생리 양이 적을 땐 ☐☐ , ☐☐ , ☐☐ , ☐ , ☐ 에 바꾸는 걸로 정하면 어떨까?

Q. 나는 생리대를 언제 바꾸는 게 좋을까요? 아래 빈칸에 적고, 체크해 보세요.

언제?		바꿨으면 체크
아침	학교 가기 전	☐
점심		☐
오후		☐
저녁		☐
밤		☐

3단원. 나의 몸을 깨끗하게 관리해요

배움 더하기 ① 생리가 옷에 묻었을 때의 대처 방법 알기

1. 생리가 옷에 묻었을 때의 대처 방법을 알아봅시다. 아래 그림을 보고, 글자를 따라 쓰며 읽어보세요.

앗! 학교에서 생리가 바지에 묻은 이서

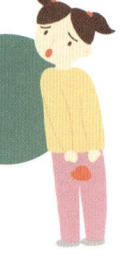

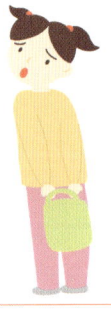

1. 옷이나 가방으로 가린다.

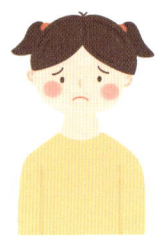

2. 선생님께 말씀드린다.

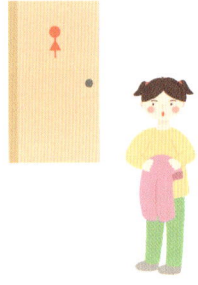

3. 화장실에서 옷을 갈아입는다.

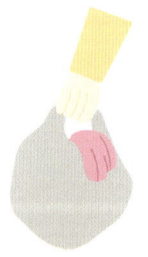

4. 옷을 봉지에 담아 집으로 가져간다.

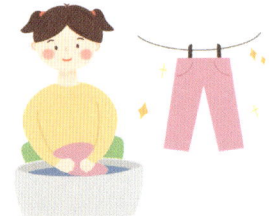

5. 옷을 찬물로 빨아 널어둔다.

2. 대처 방법에 따라 붙임딱지를 붙여 이서를 도와주세요.

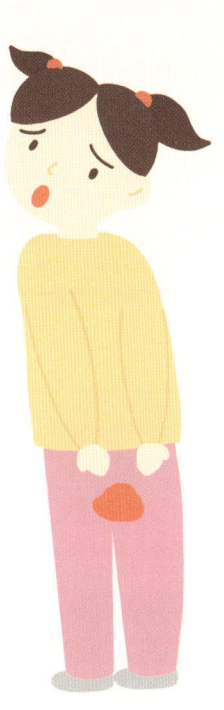

3. 다음 그림을 보고 생리 가방을 만들어보세요.

- 작은 가방이나 파우치를 준비해요.
- 생리할 때 필요한 생리대, 속옷, 검은 봉지를 넣어요.
- 진통제나 초콜릿을 넣어도 좋아요!

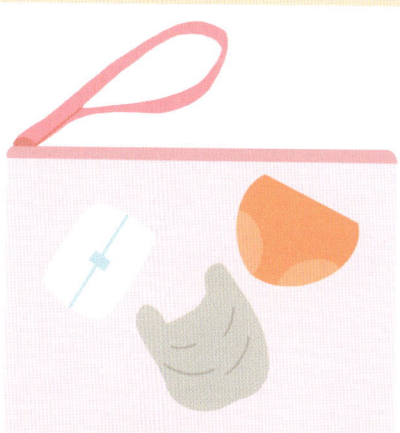

배움 더하기 ② 생리할 때 입을 옷 고르기

생리를 할 때는 어떤 옷을 입는 것이 좋을까요? 선생님의 말씀을 읽고 맞는 것에 ○표 하세요.

> 생리를 할 때는 **어두운 색**이면서 **헐렁한 바지**를 입는 것이 좋아요.
> 그리고 짧은 치마보다는 **긴 치마**를 입도록 해요.

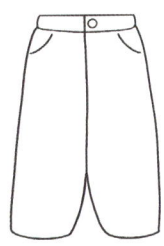 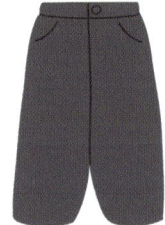

흰색 바지 ( )   　　　어두운 색 바지 ( )

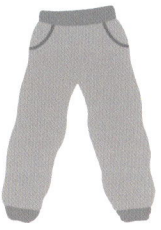 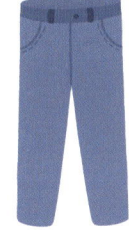

헐렁한 바지 ( )   　　　꽉 끼는 바지 ( )

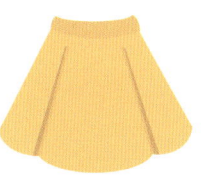 

짧은 치마 ( )   　　　긴 치마 ( )

배움 곱하기 — 생리주기 알기

1. 생리주기에 대해 알아보아요. 엄마의 말씀을 읽으며 빈 칸에 들어갈 말을 써 보세요.

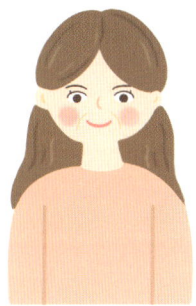

생리는 **7일** 정도 해.
그리고 생리가 끝나면 **1달 후**에 또 시작하지.
시작한 날과 끝나는 날을 알아두면
다음 생리 시작 날짜를 미리 알 수 있어.

생리를 시작하면 ☐ 일 동안 합니다.

생리가 끝나면 ☐ 달 후에 생리를 시작합니다.

저는 5월 15일에 생리를 시작했어요!

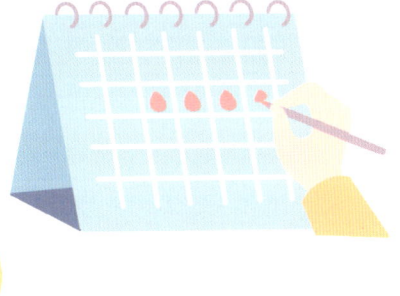

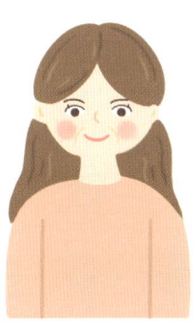

이서는 15일에 시작했으니,
6월에도 15일쯤에 생리를 시작하겠구나.

3단원. 나의 몸을 깨끗하게 관리해요

2. 이번 달 달력을 채워봅시다! 그리고 내가 이번 달에 생리한 날짜를 확인하고, 그 칸에 ○표 하세요.

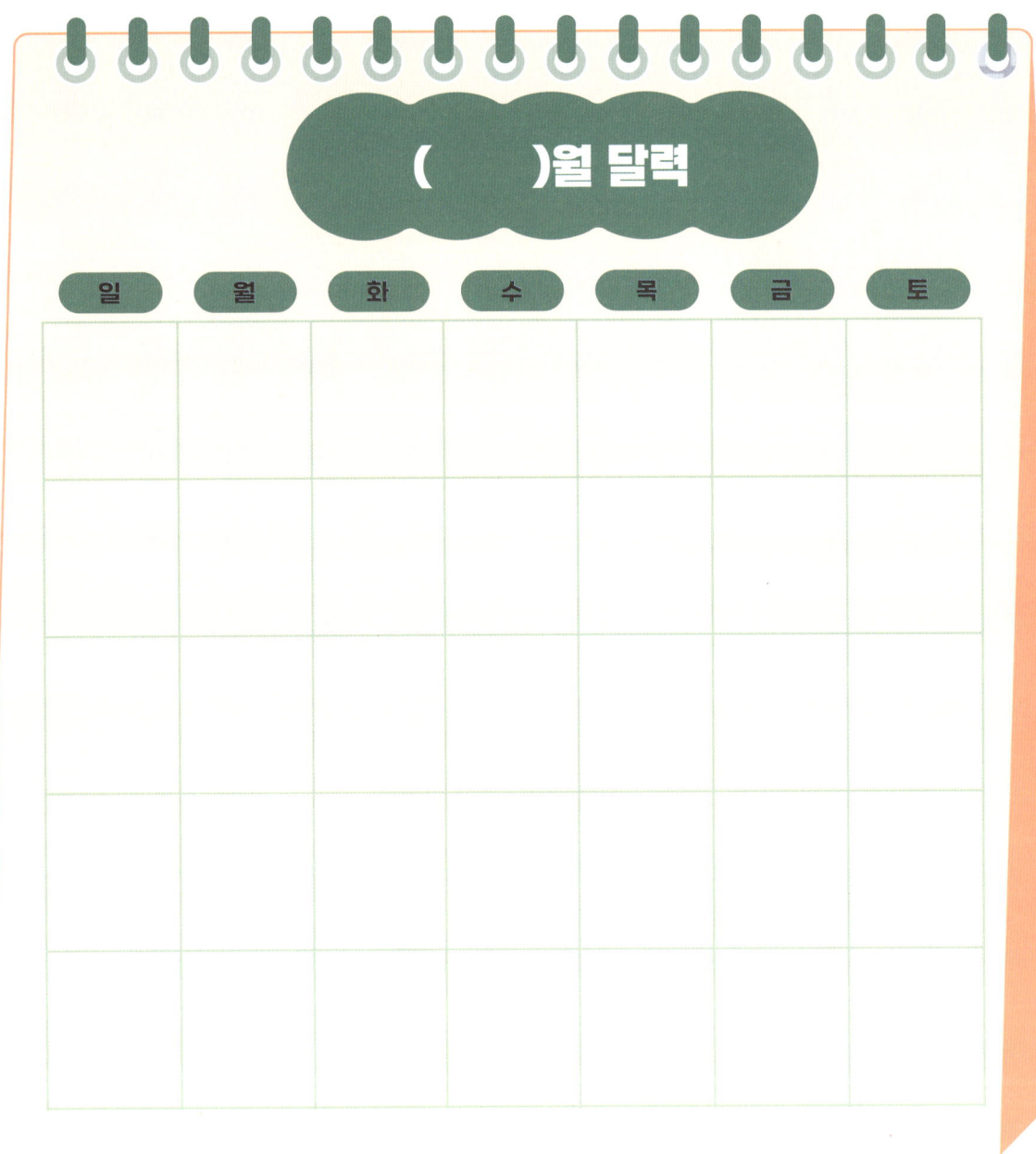

( )월 달력

1) 달력에 숫자를 적어 이번 달 달력을 완성해요.

2) 나는 지난 생리를 몇 일에 시작했나요? ___ 일

3) 그럼 다음 생리는 몇 일쯤에 시작할까요? ___ 일

스스로
마음을 가꾸는
일상 속

성교육

4단원
가족이 탄생해요

1 아기는 어떻게 생길까요?

#아기가 생기는 과정
#임산부 배려 방법과 임산부 배려석

2 아기가 자라요

#아기의 발달 과정
#아기를 도와주는 방법

3 가족은 우리의 행복 충전기

#사랑하는 우리 가족
#가족의 역할

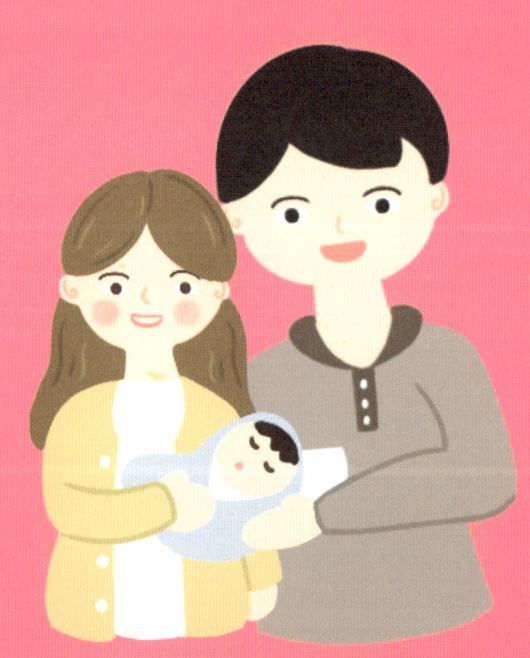

들어가기

어떤 주제에 대해 배울까요?
퍼즐 속 하트모양♡만 색칠하면 글자가 나타납니다.

어떤 글자인가요? 빈칸에 써보세요.

나 (　　　　　)은/는 즐겁게 배울 준비가 되었습니다!

(서명)

 아기는 어떻게 생길까요?

배움 열기 엄마의 태교 일기장을 봤어요.

이서와 이호가 책장에서 재미있는 책을 찾고 있어요.

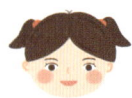
이서

이호야 이 책 봐! 책에 "환영해, 이호야" 라고 쓰여 있어.

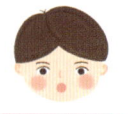
이호

이 책은 무슨 책일까?
엄마 사진이 있어. 그런데 **엄마 배가 불룩 나와 있어.** 이상해!

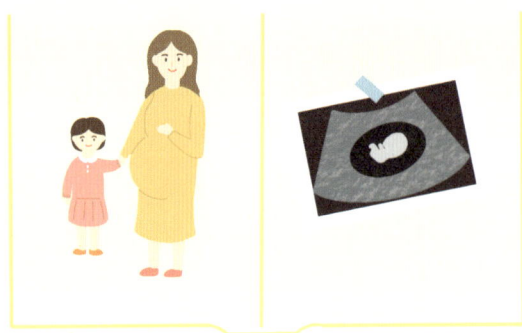

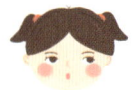
이서

엄마한테 물어보자. 엄마, 사진 속 엄마 배가 이상해요!

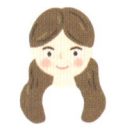
엄마

이호 태교 일기장을 찾았구나.
엄마 배 속에 이호가 있어서 엄마 배가 불룩 나와 있어.
여기 엄마랑 손 잡고 있는 아기 보이지? 아기는 누굴까?

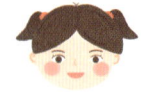
이서

어? 어릴 때 나랑 닮았어요. 이 아기는 나예요.

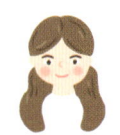
엄마

맞아. 엄마 손 잡고 있는 아기는 이서야.
엄마 배 속에는 이호가 있어. 이 까만 사진은 이호가 엄마 배 속에
있을 때 찍은 초음파 사진이란다.
이서랑 이호는 모두 엄마 배 속에 있다가 태어났어.

Q. 이호는 사진을 보고 어떤 부분이 이상했을까요?
   빈칸에 들어갈 말을 글에서 찾아 쓰고, 문장을 읽어보세요.

| 엄 | 마 | | 가 불룩 나와 있어.

Q. 사진 속에서 이서를 찾아 ○표 하세요.
   이호도 찾을 수 있을까요? 이호를 찾아 △표 하세요.

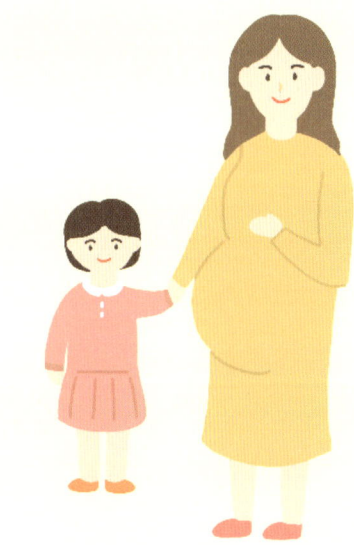

Q. 이서와 이호는 모두 어디에 있다가 태어났을까요?

1 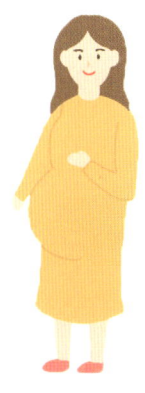   2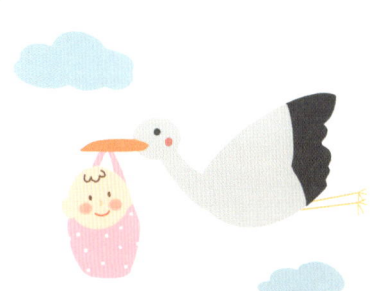

엄마 배 속   하늘나라
(   )   (   )

4단원. 가족이 탄생해요

배움 더하기 ① 아기가 생기는 과정 알아보기

1. 아기는 어떻게 생길까요? 회색 글자를 따라 쓰며 읽고, 붙임딱지에서 알맞은 그림을 찾아 붙여보세요.

1

사랑하는 두 사람이 **결혼**을 해요.

2
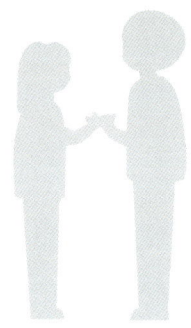
엄마와 아빠가 아기를 가지기로 **약속**해요.

3

아빠 몸 안의 '**정자**'와 엄마 몸 안의 '**난자**'가 만나요.

4

엄마 배 속에 **아기**가 생겨요.

5

아기가 엄마 배 속에서 **열 달** 동안 자라요.

6

출산, 엄마가 아기를 낳아요.

스스로
마음을 가꾸는
일상 속

성교육

2. 아기가 생기는 순서를 읽고, 빈 칸에 알맞은 글자를 <보기>에서 찾아 쓰세요.

보기

결혼 정자 난자 열 달 출산

① 아기가 생기기 위해 **먼저 해야 하는 일**은 무엇인가요?

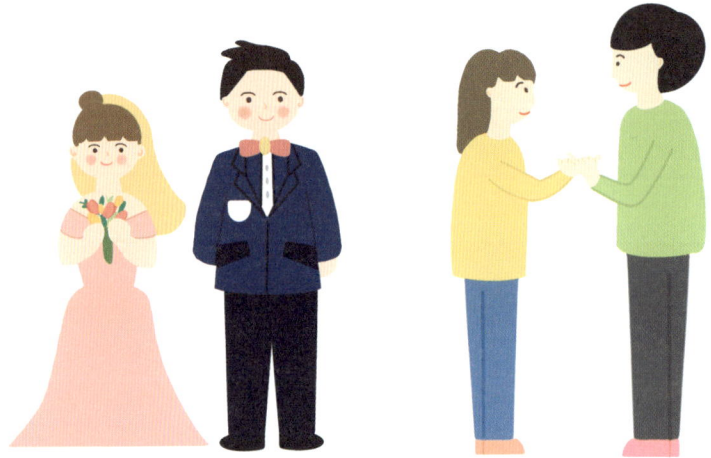

서로 사랑하는 두 사람이 [　　] 을 해요.

엄마와 아빠가 아기를 가지기로 약속해요.

② 아기가 생기기 위해 누가 만나나요?

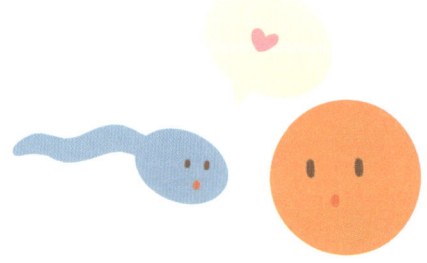

아빠 몸 안의 [　　] 와

엄마 몸 안의 [　　] 가 만나요.

③ 아기는 엄마, 아빠 중에 누구의 배 속에서 생기나요?

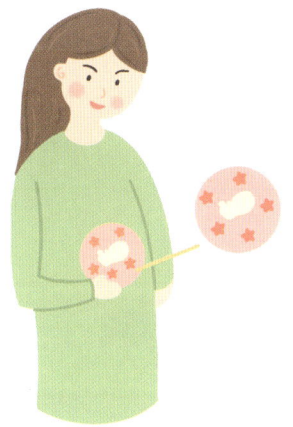

아기는 (엄마 / 아빠) 의

배 속에 생겨요.

④ 아기는 엄마의 배 속에서 몇 달 동안 자라나요?

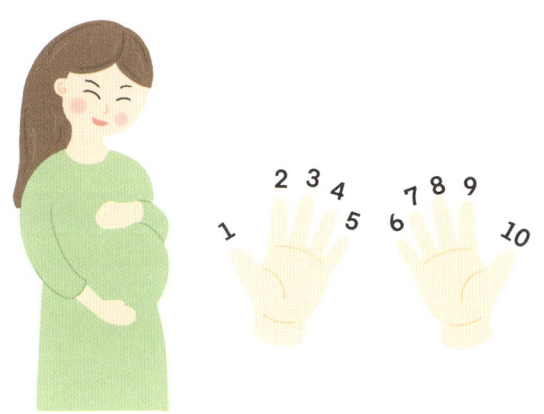

아기는 엄마의 배 속에서

☐ ☐ 동안 자라요.

⑤ 엄마가 아기를 낳는 것은 무엇이라고 할까요?

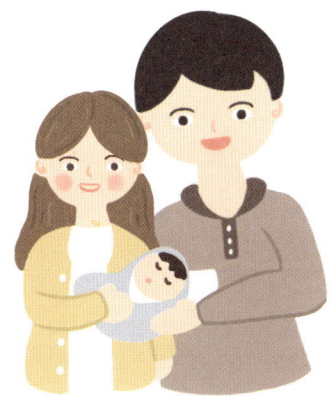

☐ ☐ ,

엄마가 아기를 낳아요.

힌트. 초성은 ㅊㅅ

3. 엄마 배 속에서 자라는 아기의 모습을 붙임딱지에서 찾아 붙여보세요.

1개월

아기 천사가 찾아왔어.

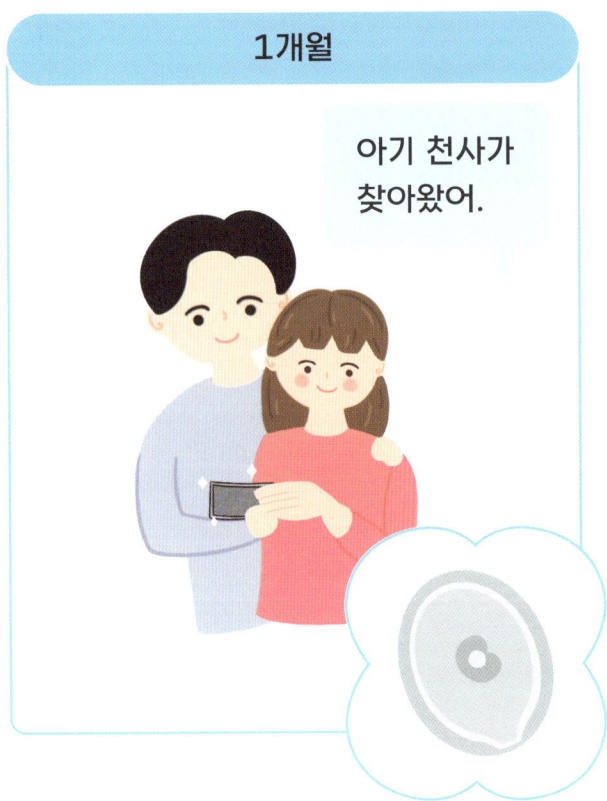

5개월

아기가 발로 찼어! 건강하게 있구나.

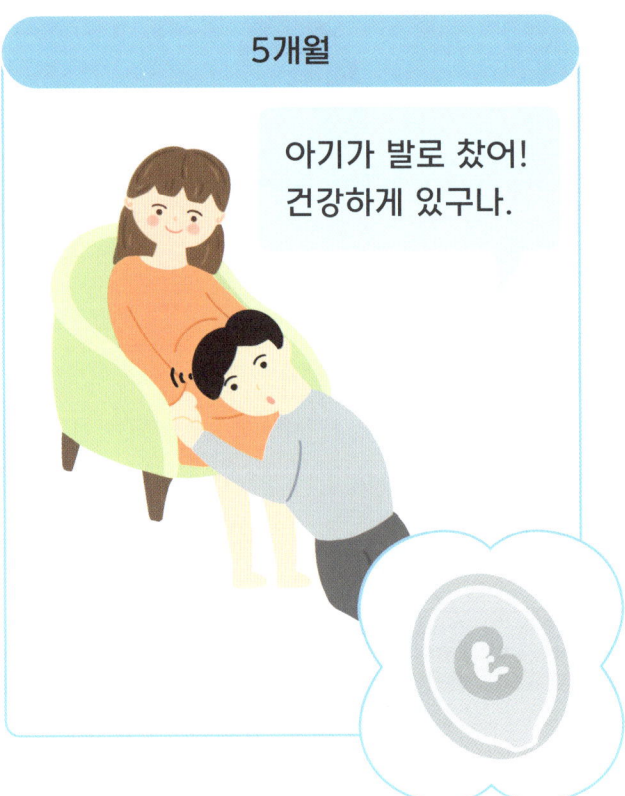

7개월

아기가 커져서 허리가 아프네… 잘 자라고 있구나.

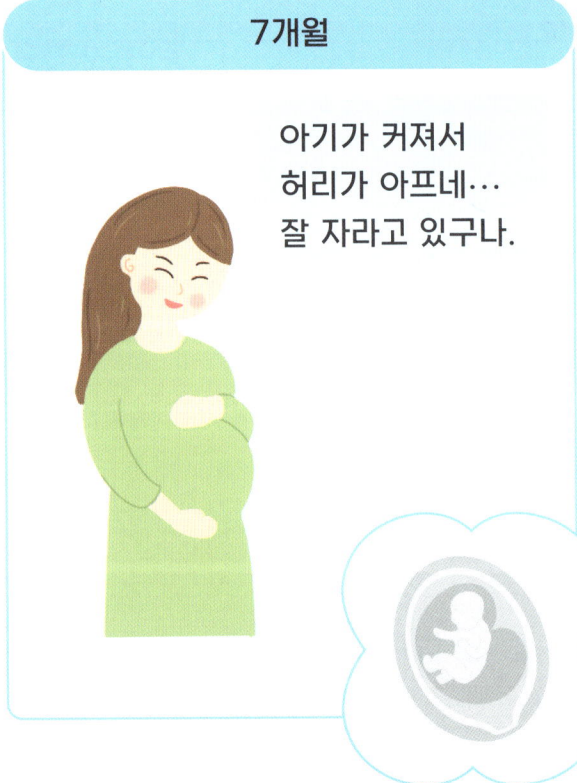

9개월

아기야, 우리 빨리 만나자

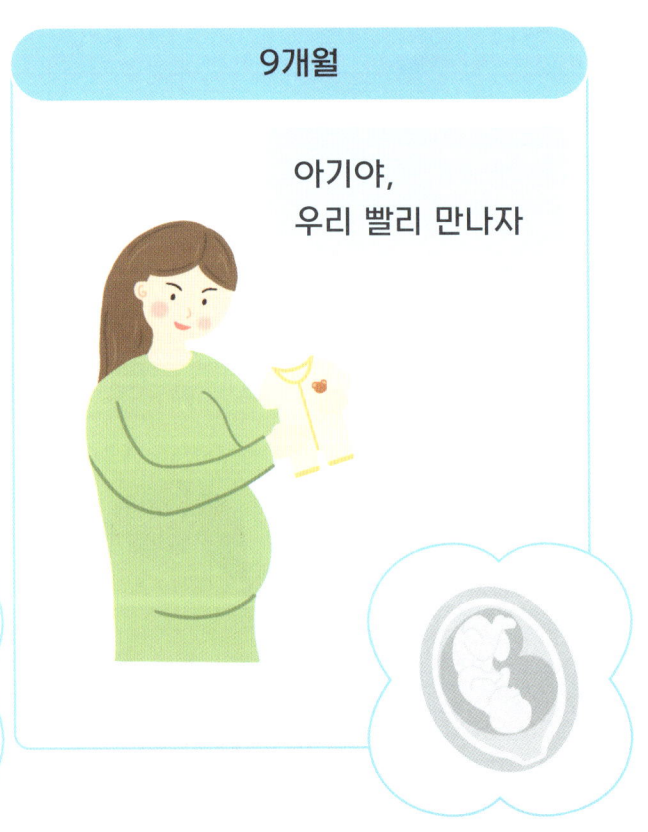

배움 더하기② 임산부를 배려하는 방법 알아보기

1. 임신 중인 이모가 힘들었던 점을 이야기 해요. '임산부를 배려하는 방법'을 읽고 알맞게 줄로 이어 이모를 도와주세요.

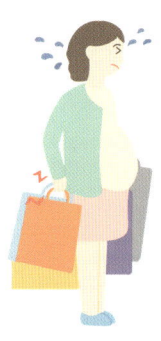

무거운 짐을 들면 손목이 아파요

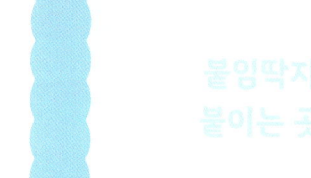

자리를 양보해요.

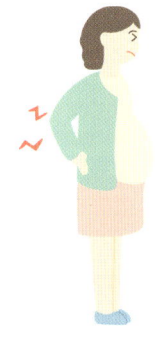

오래 서있으면 허리가 아파요

짐을 들어줘요.

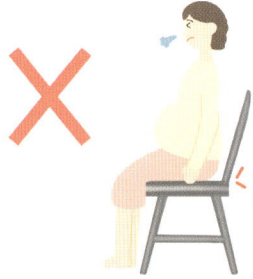

차갑고 딱딱한 곳에 앉으면 배가 아파요

푹신한 방석을 빌려줘요.

2. 임산부가 먹을 수 있는 것을 찾아 길을 따라가면 아기를 만날 수 있어요.

임산부는 건강한 음식을 먹어야 해요.
상한 음식, **약**, **술**은 절대 먹으면 안 돼요.

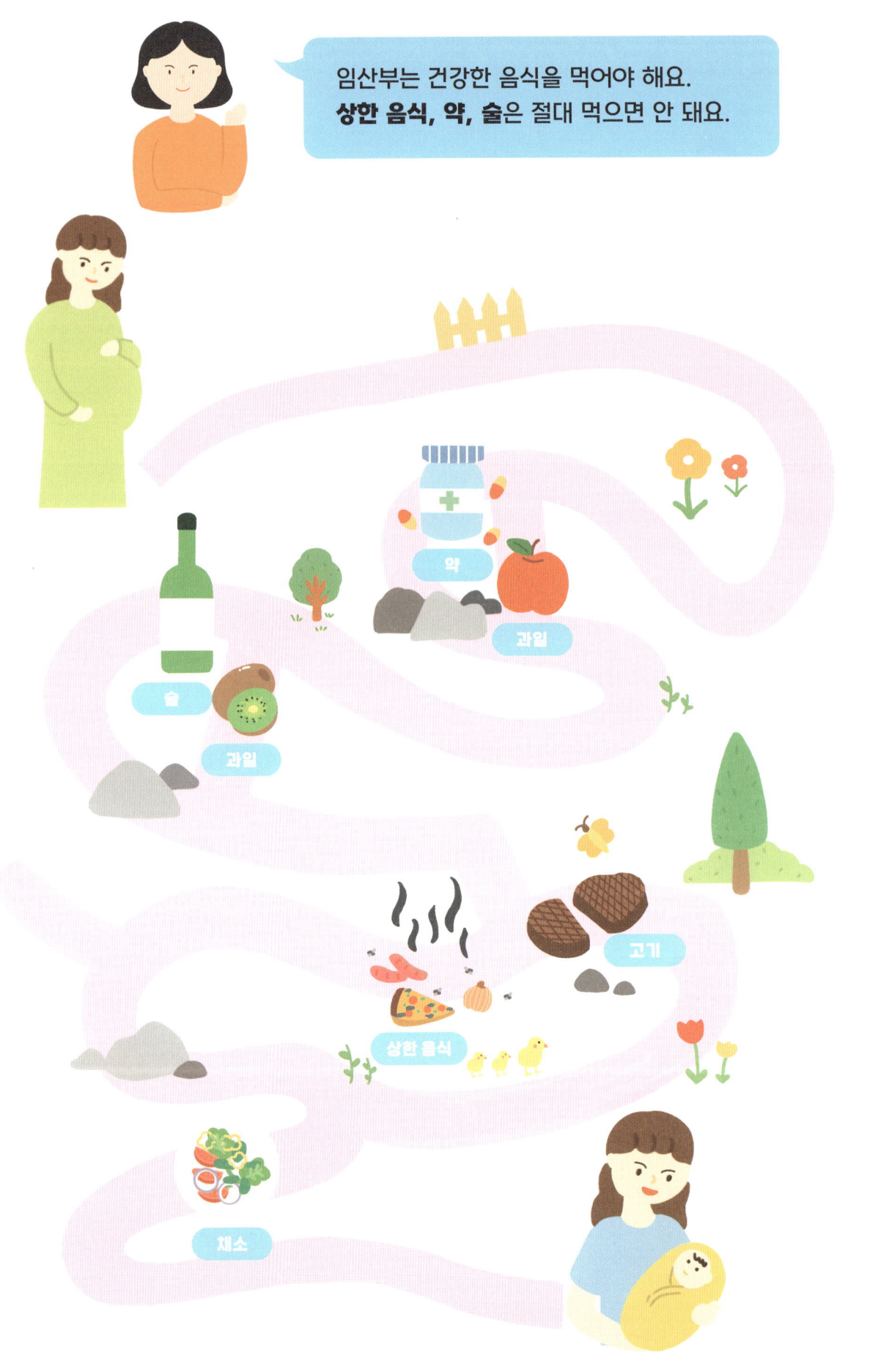

배움 곱하기 — 대중교통의 분홍색 의자 알아보기

아래 글을 읽고 임산부 배려석을 잘못 활용하는 사람에 X표 하세요.

> 지하철과 버스에는 **분홍색 의자**가 있어요. 분홍색 의자는 바로 **임산부 배려석**이에요. 임산부 배려석은 언제든 임산부가 앉을 수 있도록 자리를 비워두어야 해요.

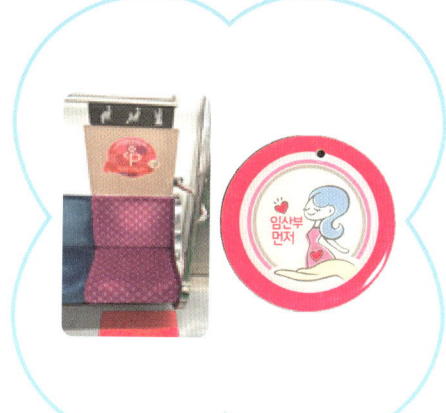

1

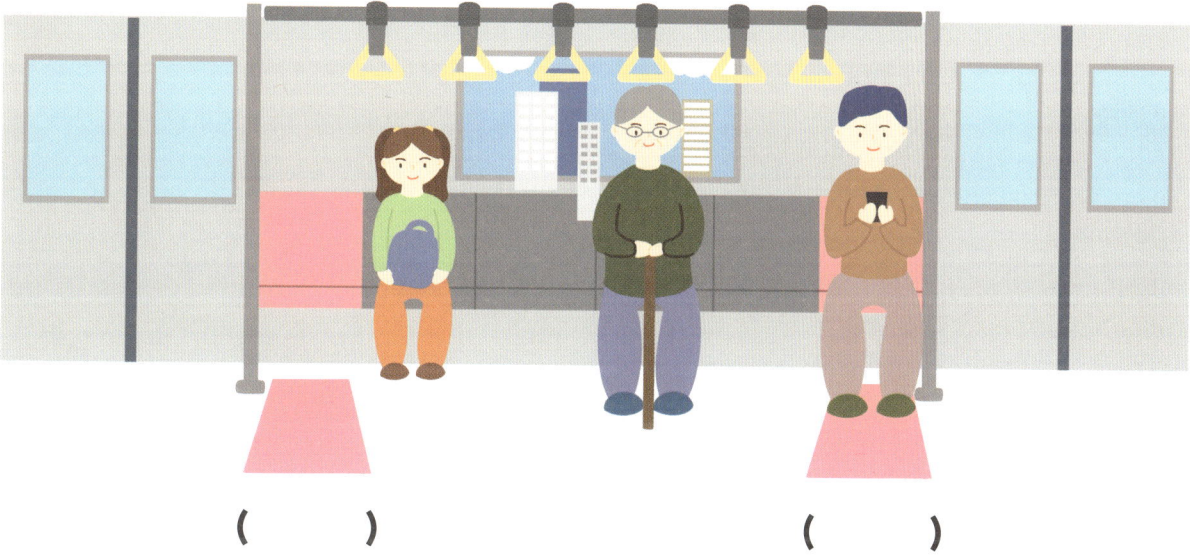

(　　)　　　　　(　　)

2

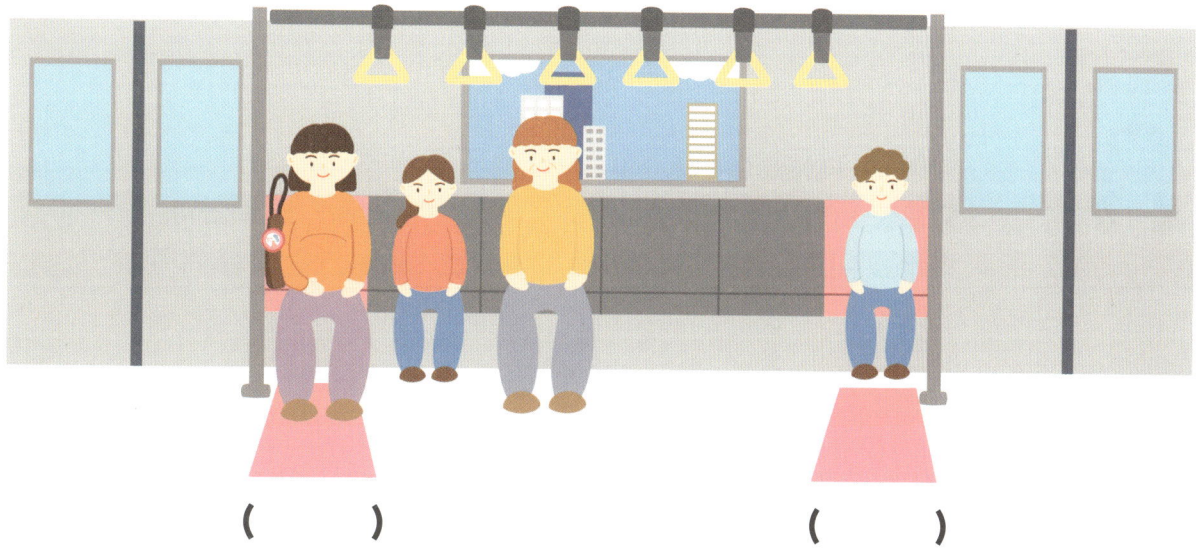

(　　)　　　　　(　　)

4단원. 가족이 탄생해요

2 아기가 자라요

배움 열기 아기가 집에 놀러 왔어요.

이호네 집에 손님이 왔어요.
이모가 아기를 낳아서, 아기인 사촌동생 '라라'를 데리고 놀러왔어요.

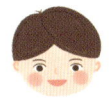
이호: 라라야. 이거 봐. 내가 좋아하는 레고 장난감이야.

라라가 이호의 장난감을 빼앗아 **장난감을 입에 넣어요.**

이호: 안 돼! 내 장난감에 침이 묻잖아! 이리 줘!!

라라: 으앙앙앙!

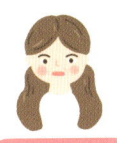
엄마: 이호야. 무슨 일 있어?

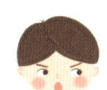
이호: 엄마!! 라라가 내 장난감을 빼앗아 입에 넣었어요.

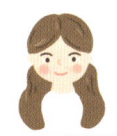
엄마: 아이고, 속상했겠구나.
이호도 라라만큼 어렸을 때에는 말도 못하고 울기만 했단다.
라라도 이호만큼 자라서 어린이가 되면 말을 할 수 있을 거야.

Q. 이호네 집에 누가 놀러 왔나요? ○표 하세요.

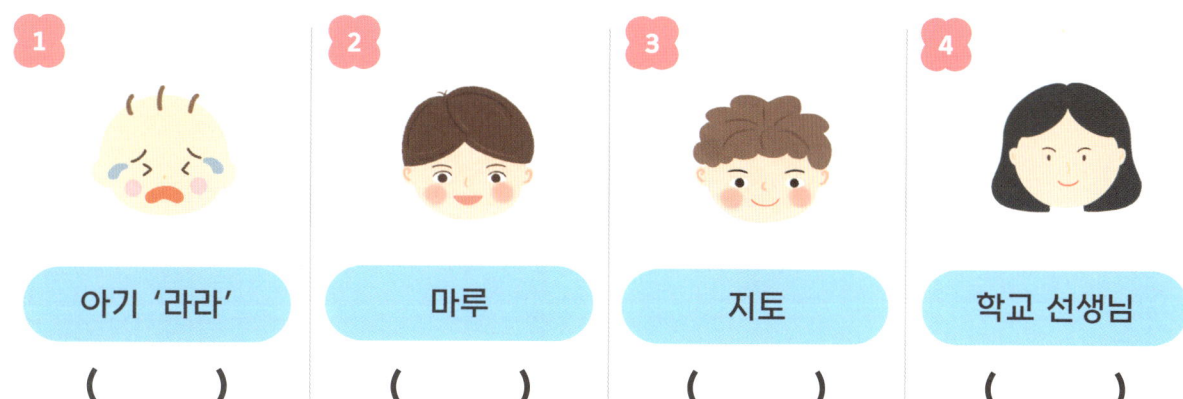

1. 아기 '라라' (   )
2. 마루 (   )
3. 지토 (   )
4. 학교 선생님 (   )

Q. 아기는 무엇을 했나요? 알맞은 내용에 ○표 하세요.

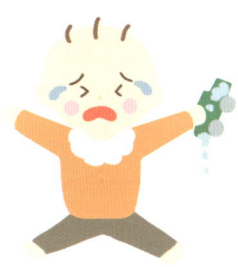

1. 이호의 장난감을 입에 넣었다. (   )
2. 이호에게 장난감을 선물했다. (   )

Q. 다음 글을 읽고 이호가 아기였을 때 했던 행동을 찾아 ○표 하세요.

이호도 라라만큼 어렸을 때에는 말도 못하고 울기만 했단다.

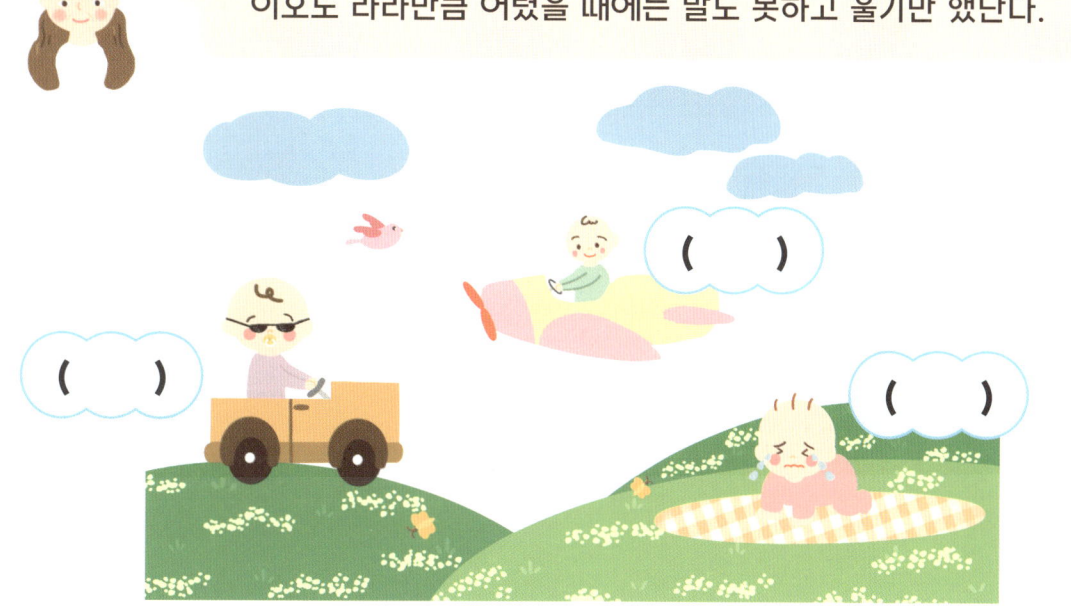

4단원. 가족이 탄생해요

배움 더하기 ① 아기가 자라는 과정 알아보기

1. 아기가 어린이로 자라는 과정입니다. 알맞은 말풍선 붙임딱지를 찾아 붙이고, 회색 글자를 따라 써보세요.

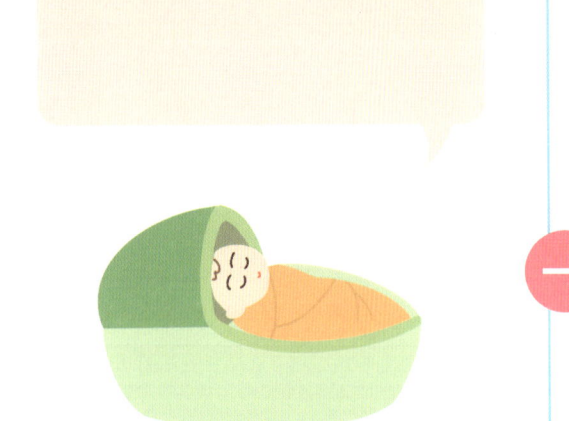

신생아 (생후 한달)

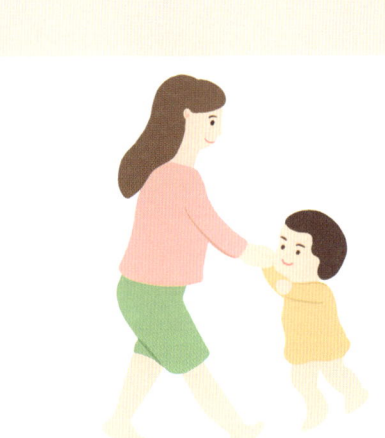

영아 (2~12개월)

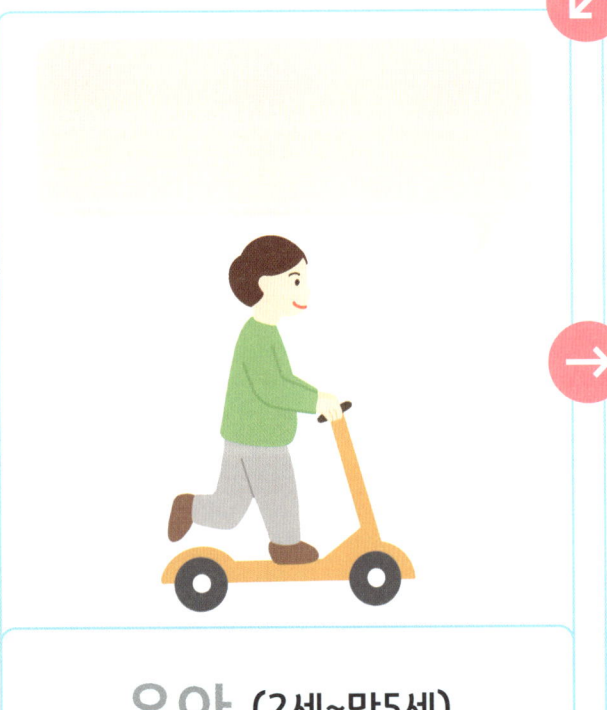

유아 (2세~만5세)

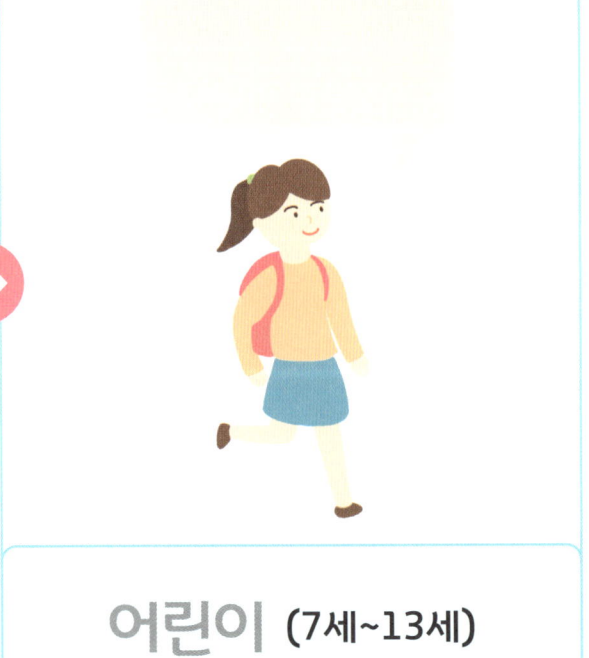

어린이 (7세~13세)

배움 더하기② 아기를 도와주는 방법 알아보기

1. 사촌동생 '라라'는 아직 아기라서 말을 할 수가 없어요. 아기의 속마음을 들어볼까요? 이호가 도와줄 수 있는 방법을 찾아 줄로 이어주세요.

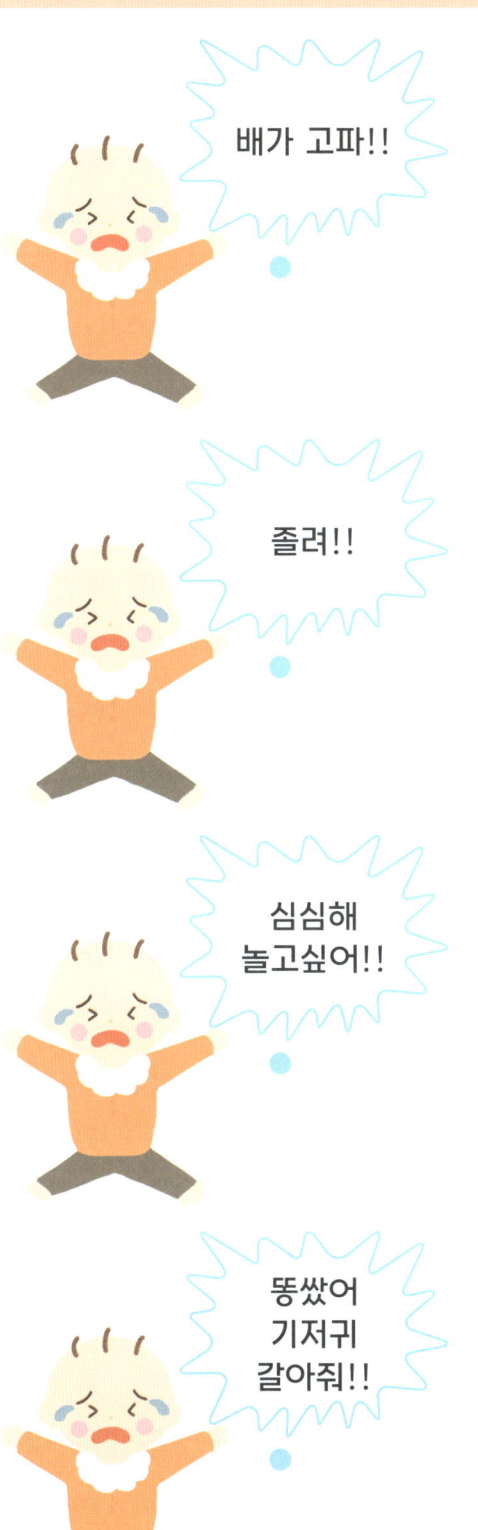

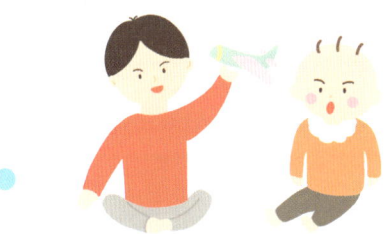

함께 놀아줘요.

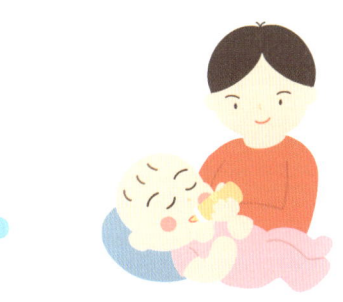

분유를 줘요.

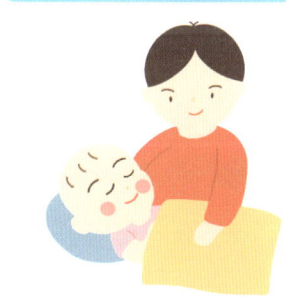

토닥토닥 재워줘요.

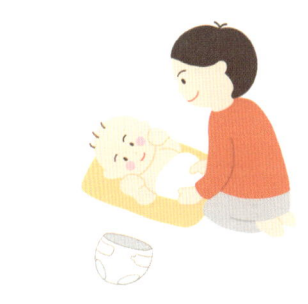

기저귀를 갈아줘요.

4단원. 가족이 탄생해요

2. 아기가 성장하기 위해서는 부모가 사랑으로 보살펴주어야 해요. 부모가 해야 하는 바람직한 행동을 모두 찾아 ○표 하고, 회색 글자를 따라 쓰세요.

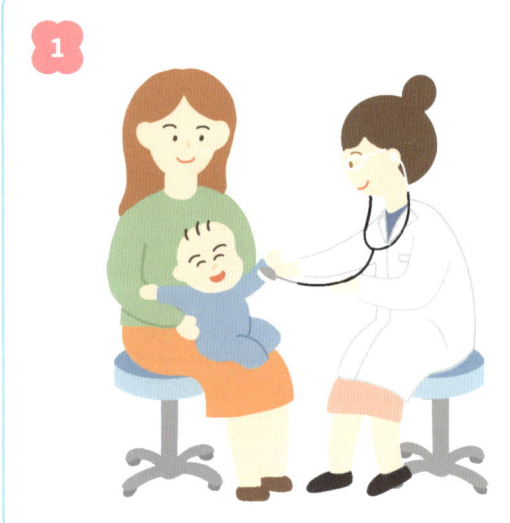

아이가 아프면
병원에 함께 가요.
(　　)

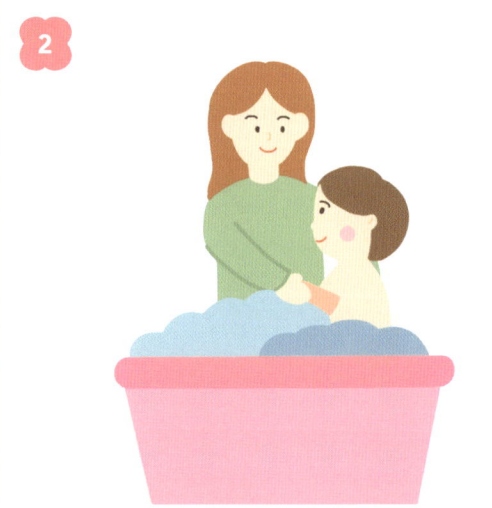

아이를 깨끗하게 씻겨요.
(　　)

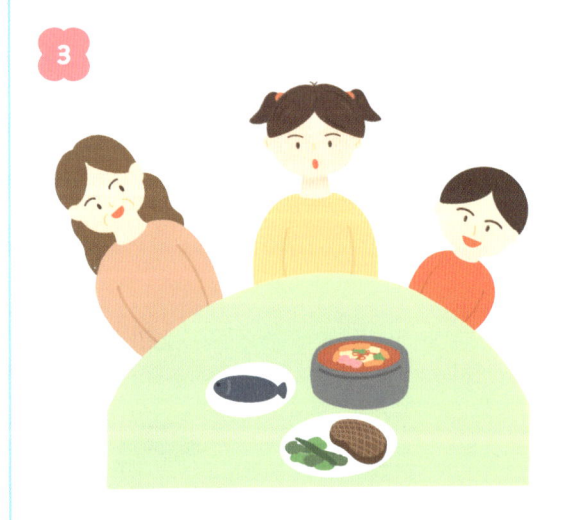

건강하고 맛있는
식사를 줘요.
(　　)

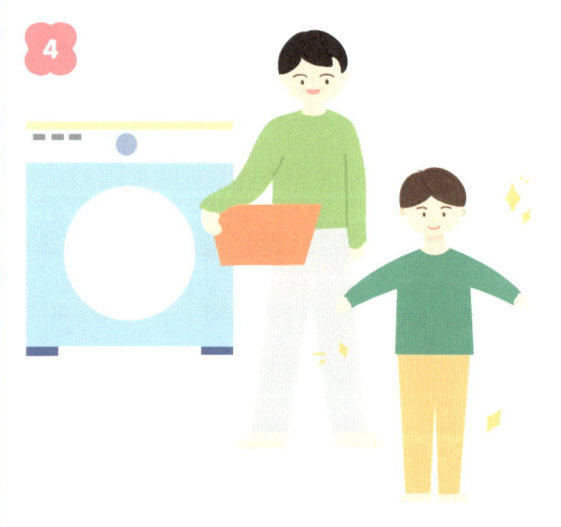

옷을 깨끗하게 세탁해줘요.
(　　)

배움 곱하기 — 어린이 이후의 성장과정 알아보기

어린이 이후 자라는 과정의 모습입니다. 글을 보고 알맞은 모습을 붙임딱지에서 찾아 붙여주세요.

나에 대해 더 알아가고 있어. 내가 좋아하는 것은 무엇일까?

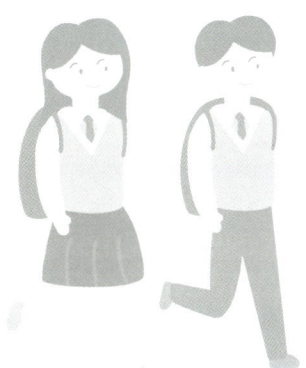

청소년 (13세~19세)

내 꿈을 찾아 열심히 노력해 볼거야.

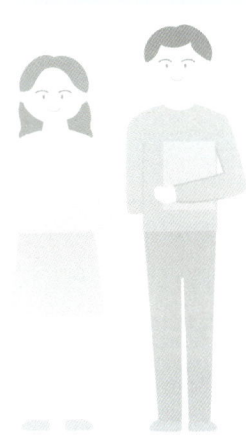

청년기 (19세~34세)

사랑하는 사람을 만나 결혼을 하고 부모가 되었어.

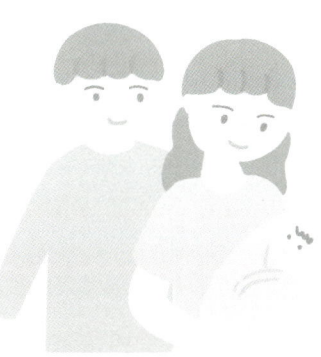

중장년 (34세~65세)

힘은 약해졌지만 지혜와 여유가 생겼지.

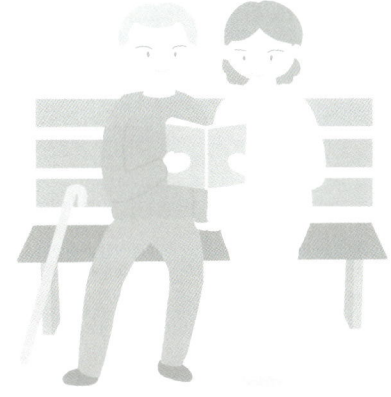

노년 (65세이상)

4단원. 가족이 탄생해요

3 가족은 우리의 행복 충전기

배움 열기 소중한 우리 가족

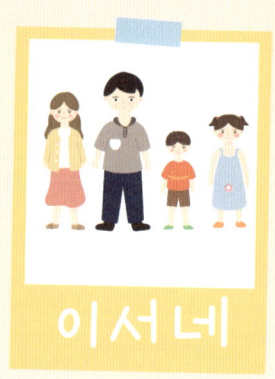 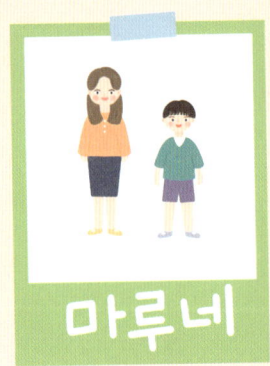 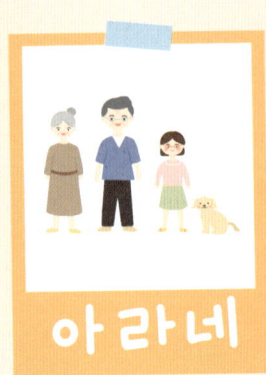

이서네   마루네   아라네

오늘은 가족사진 액자를 만들 거예요.

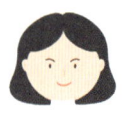
선생님: 오늘의 준비물인 가족사진, 준비되었나요?

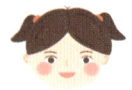
이서: 우리는 가족이 4명인데, 마루네는 가족이 2명이네?

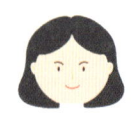
선생님: 가족의 수는 가족마다 다를 수 있어요.
친구들이 가져온 사진을 보세요. 가족의 수가 다양하죠?
모두 **소중한 가족**이에요.

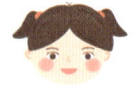
이서: 선생님, 저는 가족이 있어서 행복해요.
언제나 나를 사랑해주고, 힘들면 함께 있어줘요.

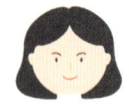
선생님: 맞아요. 그런데 가족이 행복하려면 서로 지켜야 할 것들이 있어요.

Q. 가족사진을 보고 가족이 몇 명인지 세고, 가족 구성원을 모두 써보세요.

마루네 가족사진

(　　)명

가족구성원

엄마

마루

이서네 가족사진

(　　)명

가족구성원

아라네 가족사진

(　　)명

가족구성원

Q. 빈칸에 들어갈 말을 글에서 찾아 써보세요.

가족 구성원은 각각 다를 수 있지만,

모두 　　　　 가족이에요.

4단원. 가족이 탄생해요

배움 더하기 ① 사랑하는 우리 가족

1. 가족의 의미를 읽고, 빈칸에 들어갈 말을 따라 써보세요.

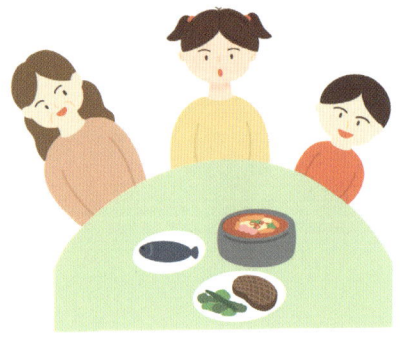

부모, 자식, 부부 등의 관계로 맺어져 한 집에서 함께 생활하는 공동체입니다.

| 가 | 족 |

2. 가족이 있어서 좋은 점을 읽고 내가 생각하는 좋은 점을 찾아 말풍선을 색칠해보세요.

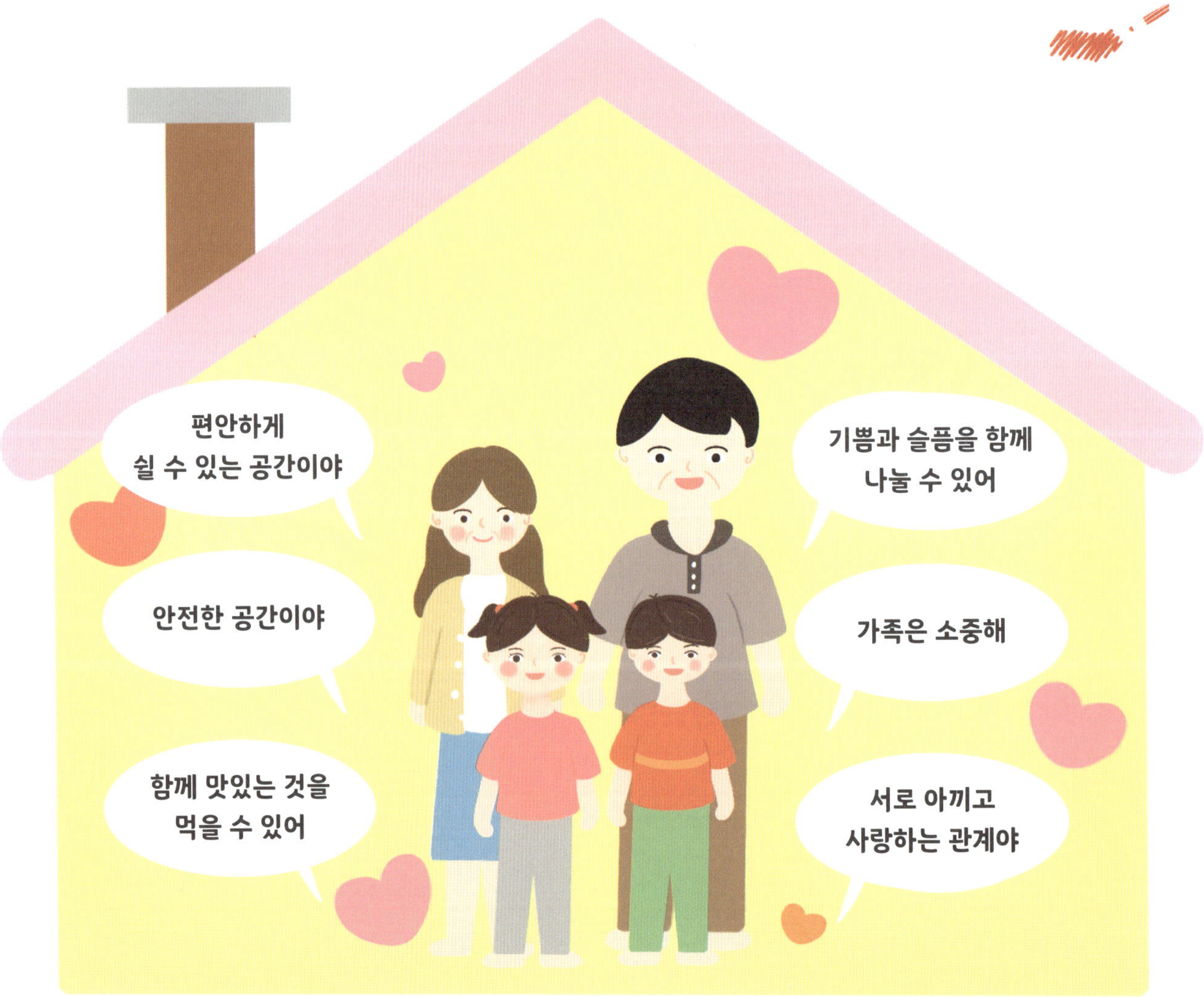

- 편안하게 쉴 수 있는 공간이야
- 안전한 공간이야
- 함께 맛있는 것을 먹을 수 있어
- 기쁨과 슬픔을 함께 나눌 수 있어
- 가족은 소중해
- 서로 아끼고 사랑하는 관계야

3. 우리 가족이 함께 해서 즐거웠던 일에는 어떤 것이 있었나요?
친구들의 이야기를 읽고 우리 가족 이야기도 써보세요.

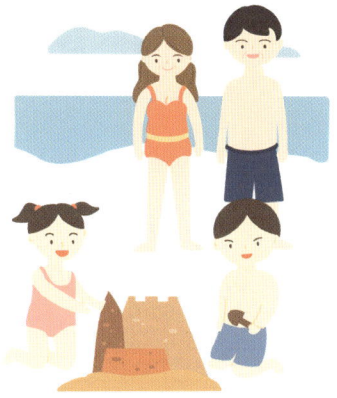

나는 엄마, 아빠, 이호와 바닷가로 여행 가서 즐거웠어!

나는 엄마와 생일파티를 함께해서 정말 좋았어. 초코케이크와 치킨이 정말 맛있었어.

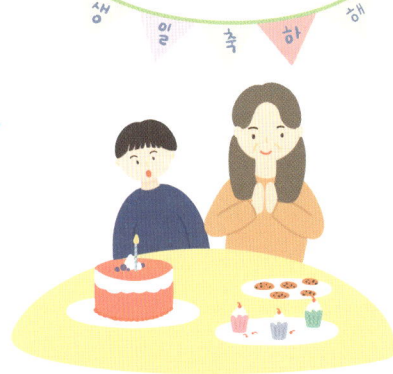

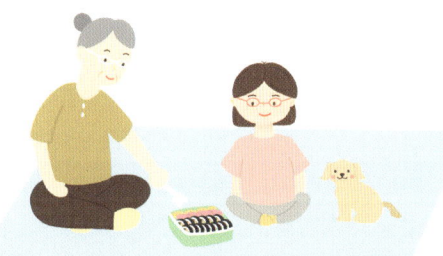

나는 할머니 김밥이 제일 맛있어. 할머니랑 몽이랑 김밥을 싸서 소풍갔던 날이 정말 행복했어!

나는 텃밭 가꾸기 하는 게 정말 재밌어. 아빠랑 텃밭을 가꿔서 가을에 고구마를 실컷 먹을 거야!

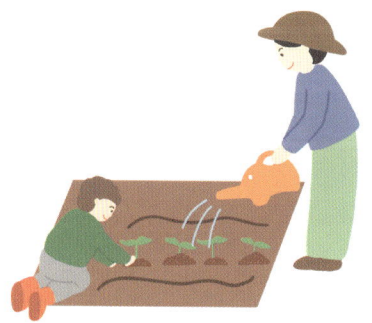

☑ 나는 가족과 함께 무엇을 했나요?

배움 더하기 ② 가족의 역할 생각해보기

1. 집에서 해야 하는 일은 정말 많아요. 화목한 가족이 되려면 집안일은 서로 나누어서 해야 해요. 그림을 보고 우리집에서 담당하는 사람을 빈칸에 적어주세요.

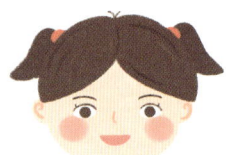

우리 집에서 청소를 잘하는 청소대장은 (아빠)야.

분리수거를 잘하는 분리배출 박사
(   )

설거지를 잘하는 설거지 대장
(   )

음식을 잘하는 요리왕
(   )

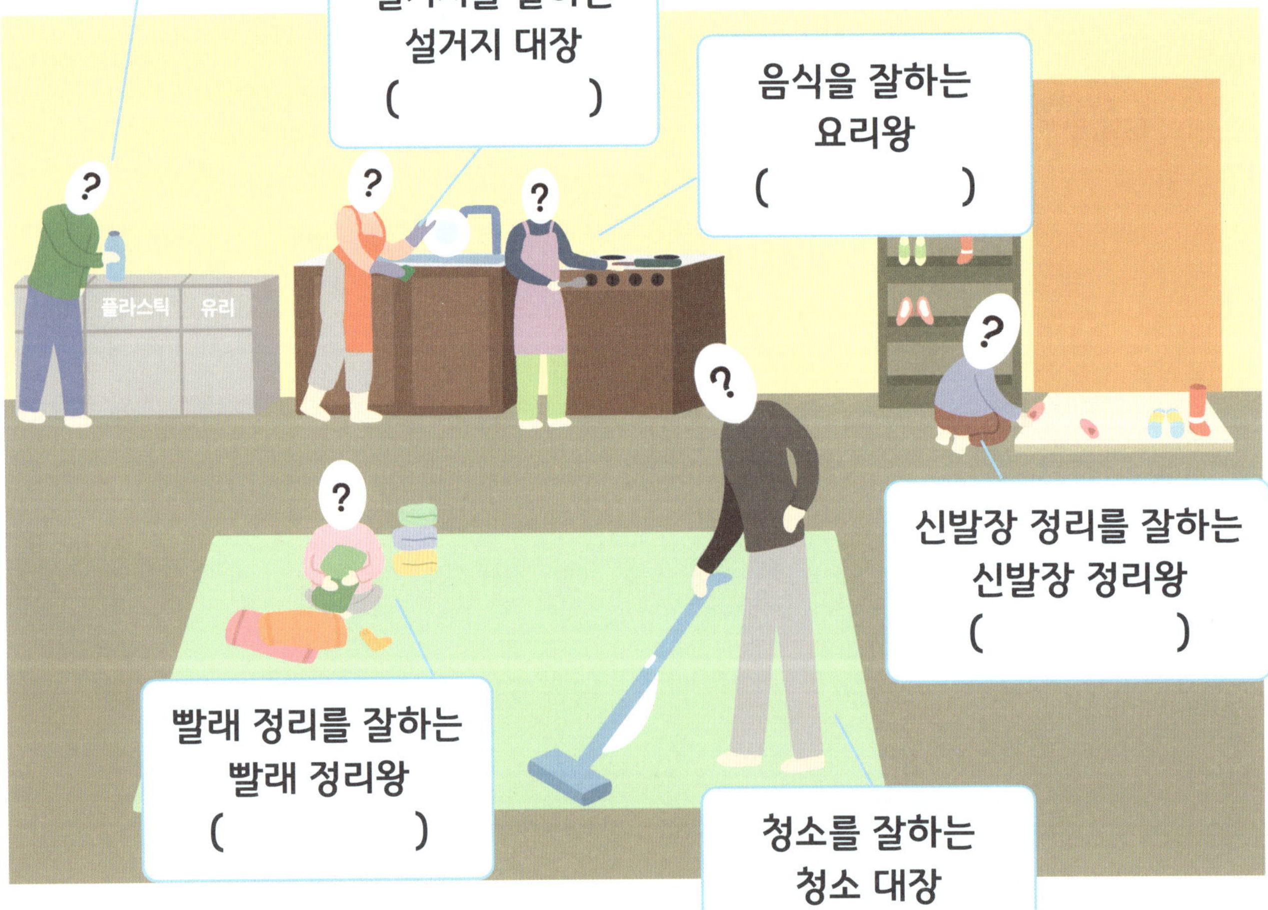

신발장 정리를 잘하는 신발장 정리왕
(   )

빨래 정리를 잘하는 빨래 정리왕
(   )

청소를 잘하는 청소 대장
(   )

배움 곱하기 여자는 로봇을 가지고 놀면 안 되나요?

1. 다음 대화를 읽고 빈칸에 들어갈 말을 따라 써보세요.

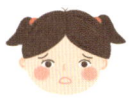
이서: 엄마! 나는 여자라서 로봇을 가지고 놀면 안 돼요?

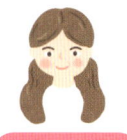
엄마: 이서야. "남자는 인형을 가지고 놀면 안 돼, 여자는 로봇을 가지고 놀면 안 돼."라고 말하는 것은 **"성차별"**이야. 이호가 남자라서, 인형 놀이를 하는 게 이상하다고 생각해?

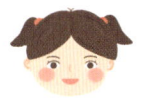
이서: 아니요. 이상하지 않아요.

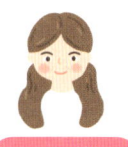
엄마: 맞아. 여자다운 성격, 남자만의 할 일이 따로 있지 않아. **나답게 감정과 생각을 표현하고, 내가 하고 싶은 일을 나답게 하면 돼.**

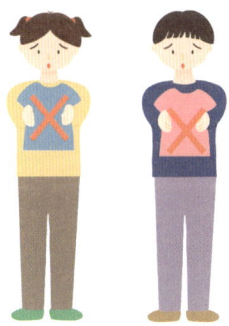

남자와 여자의 다름을 이유로 차별하는 것

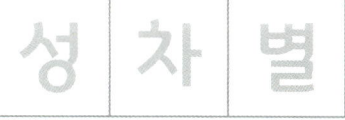

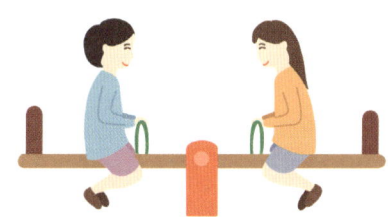

남자와 여자의 다름을 인정하고 차별하지 않는 것
나답게 감정과 생각을 표현하고,
내가 하고 싶은 일을 하는 것

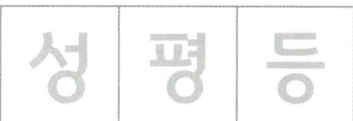

4단원. 가족이 탄생해요

2. 다음 그림 중 성평등의 모습을 찾아 ○표, 성차별의 모습을 찾아 X표 해 보세요.

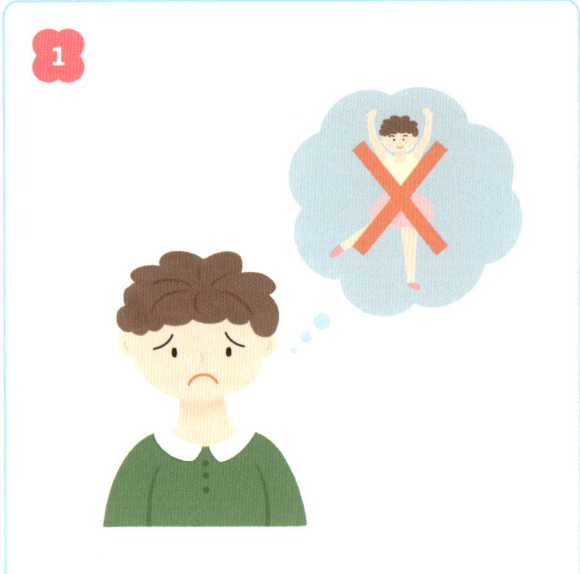

"남자가 발레를 하는 건 이상해."
(   )

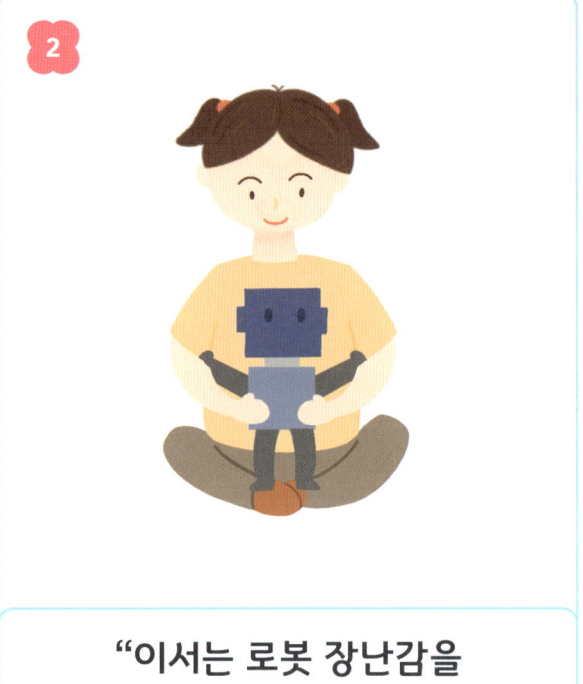

"이서는 로봇 장난감을 좋아하는구나."
(   )

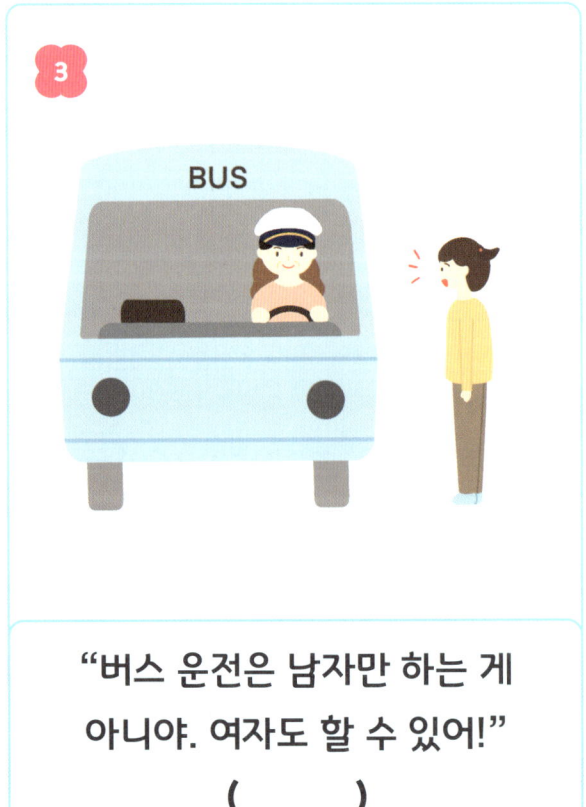

"버스 운전은 남자만 하는 게 아니야. 여자도 할 수 있어!"
(   )

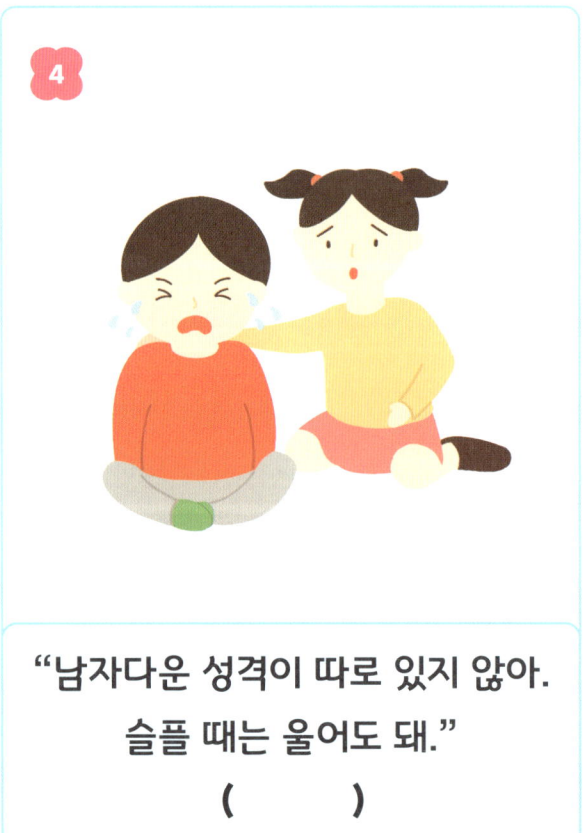

"남자다운 성격이 따로 있지 않아. 슬플 때는 울어도 돼."
(   )

스스로
마음을 가꾸는
일상 속

성교육

5단원
친구와 친해지고 싶어요

1 거절할 수 있어요
#거절 표현방법
#마음을 존중하며 거절하기

2 동의를 구해볼까요?
#동의 구하는 방법
#동의에 대한 대답 존중

3 친구와 친해지기
#친구와 친해지는 방법
#존중하고 배려하는 방법

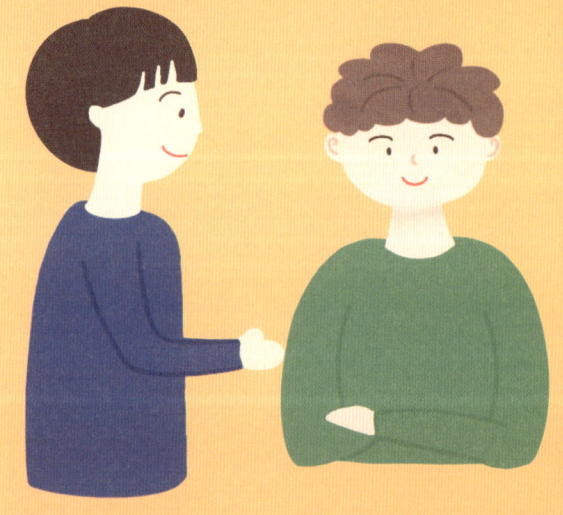

들어가기

숨은 그림을 찾아보세요.

이번 단원에 배울 주제와 관련 있는 그림입니다.
그림을 살펴보며 <보기>의 그림들을 찾아 ○표 해보세요.

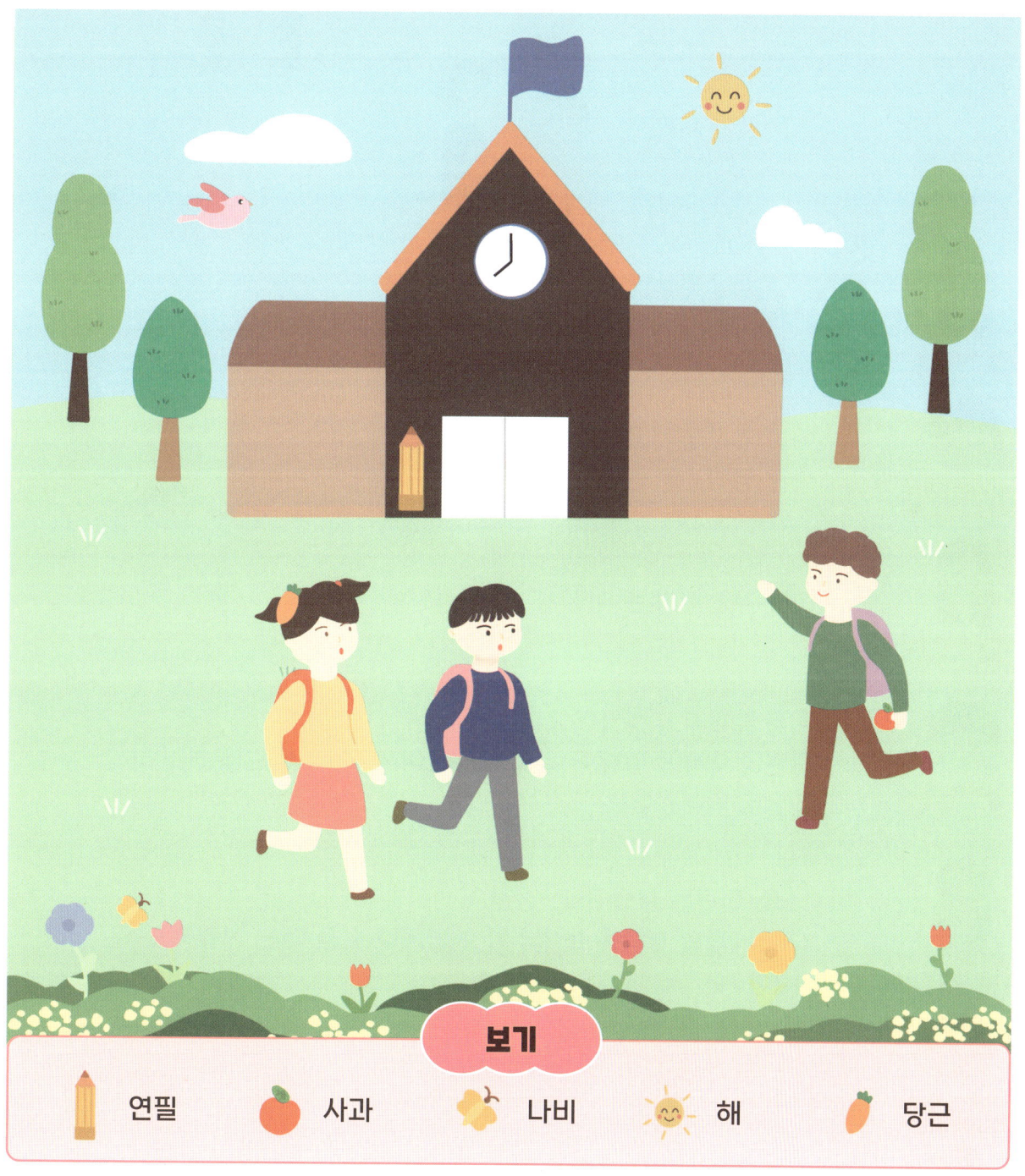

보기: 연필, 사과, 나비, 해, 당근

나 (   )은/는 즐겁게 배울 준비가 되었습니다!   (서명)

5단원. 친구와 친해지고 싶어요

1 거절할 수 있어요

배움 열기 싫을 때는 어떻게 해야 할까요?

마루의 표정이 안 좋아요.

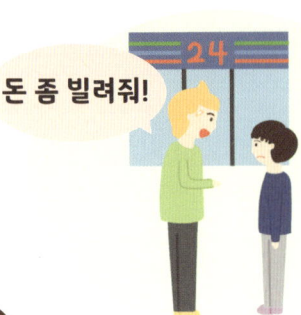

돈 좀 빌려줘!

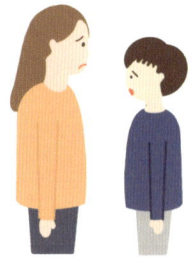

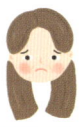 **엄마**: 마루야, 무슨 고민이 있니?

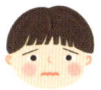 **마루**: 아까 학교 끝나고 **편의점**에 갔는데, 아는 형이 "돈 좀 빌려줘" 라고 했어요.

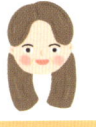 **엄마**: 그랬구나, 마루는 어떻게 하고 싶었어?

마루: 돈을 빌려주기 **싫었어요.** 그런데 어떻게 말해야 할지 모르겠어서, 아무 말도 못하고 집으로 뛰어왔어요.

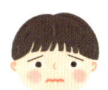 **엄마**: 그래. 마루는 싫었구나. **다른 사람의 부탁을 들어주기 어렵거나 싫을 때는 거절해도 돼.**

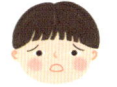 **마루**: 거절할 때는 어떻게 말해요?

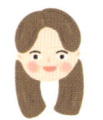 **엄마**: 거절하는 방법을 알아보자. 엄마가 도와줄게.

Q. 마루는 학교가 끝나고 어디에 갔나요? 글에서 찾아 써보세요.

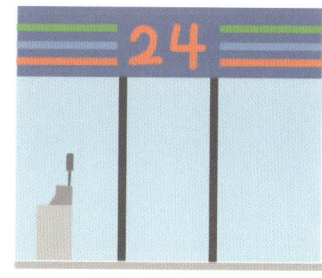 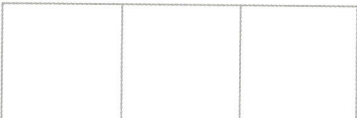

Q. 마루는 형의 부탁에 어떻게 하고 싶었나요?

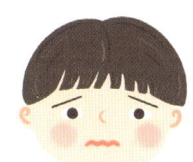 돈을 빌려주기 **싫었어요.**

1
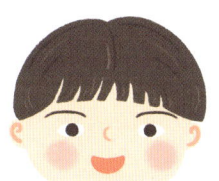
좋아! 내 돈을 빌려줄게.
(   )

2
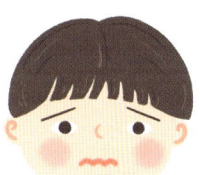
싫어! 내 돈을 빌려주기 싫어.
(   )

Q. 엄마의 말을 읽고, 회색 글자를 따라 쓰고 읽어보세요.

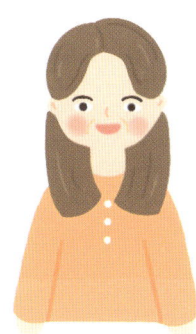 다른 사람의 부탁을 들어주기 어렵거나 싫을 때는 거절해도 돼.

배움 더하기 — 거절 표현 배우기

1. 내가 이 상황이라면 어떻게 대답할까요? 질문을 읽고 ○표 하세요.

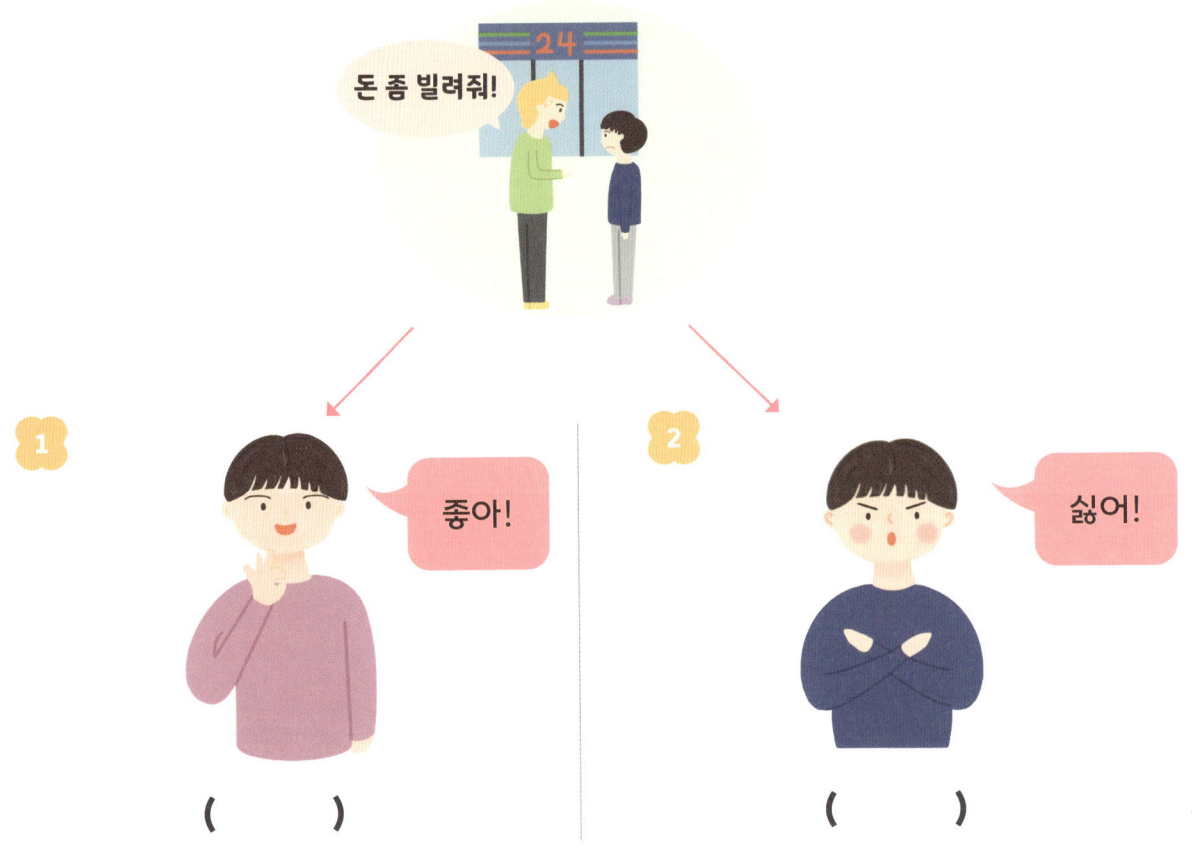

2. 거절하는 표현을 알아볼까요? 말풍선 속 글자를 따라 써보세요.

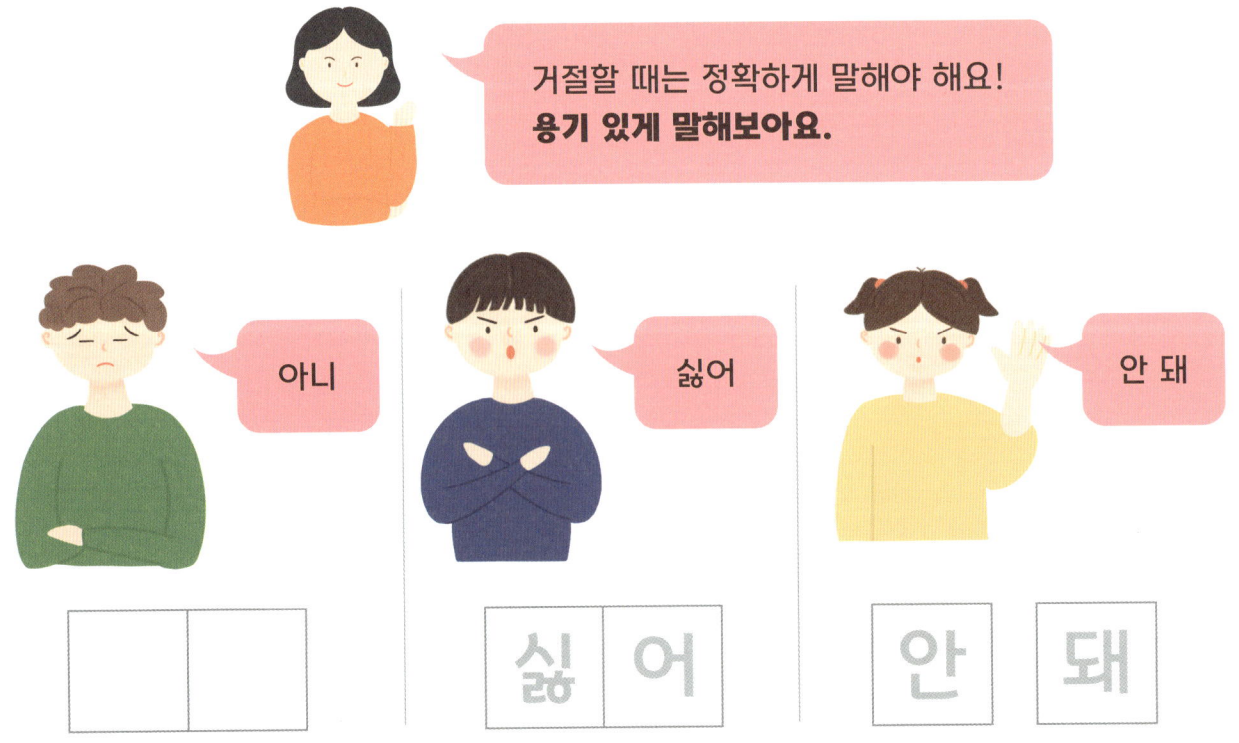

3. 내가 원하지 않을 때는 거절해도 괜찮아요. 지토의 생각을 읽어보며 '좋아' 또는 '싫어'에 ○표 해보세요.

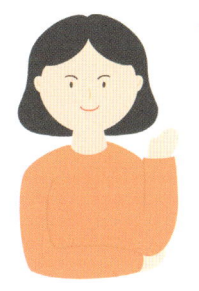

친구가 부탁이나 질문을 했을 때,
① 하기 싫어요.
② 할 수 없어요
③ 원하지 않아요.
이런 기분이 들면 **거절**해도 괜찮아요.

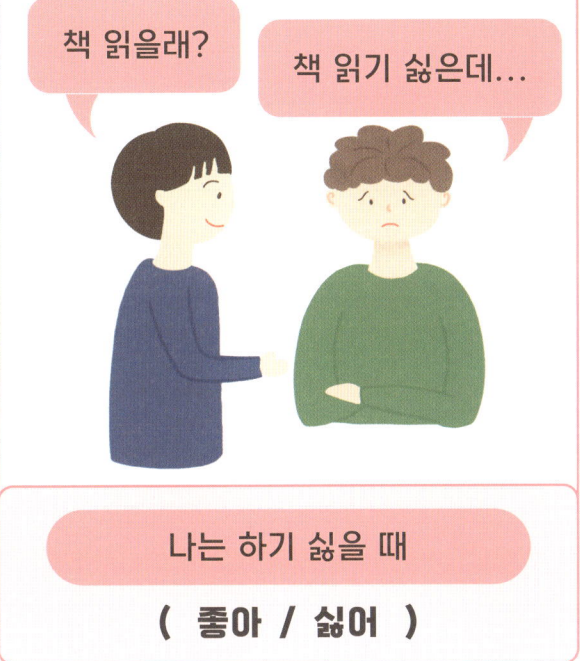

책 읽을래? 책 읽기 싫은데...

나는 하기 싫을 때
(좋아 / 싫어)

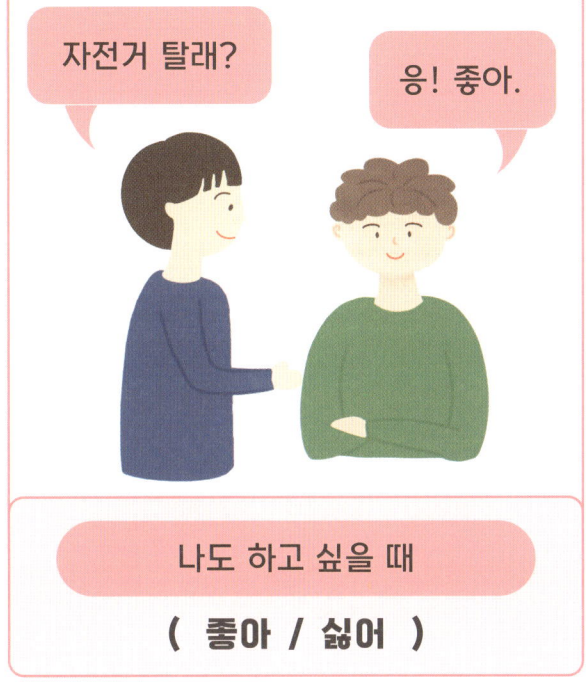

자전거 탈래? 응! 좋아.

나도 하고 싶을 때
(좋아 / 싫어)

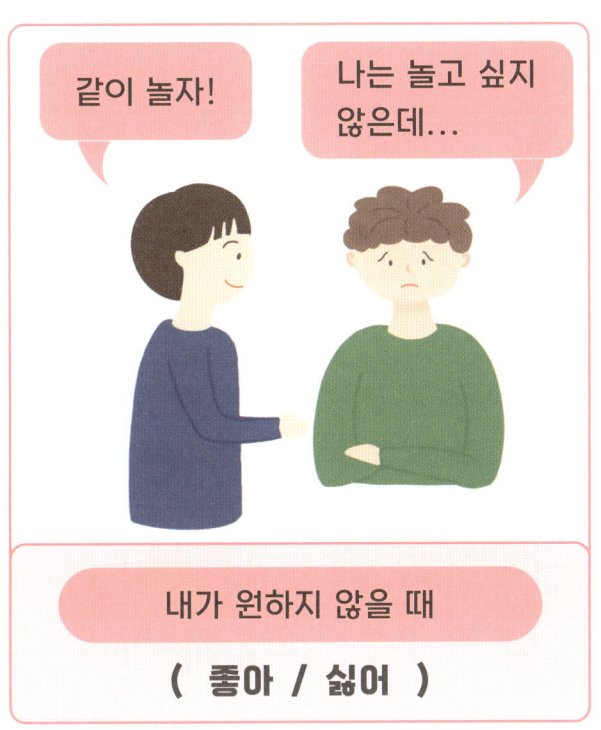

같이 놀자! 나는 놀고 싶지 않은데...

내가 원하지 않을 때
(좋아 / 싫어)

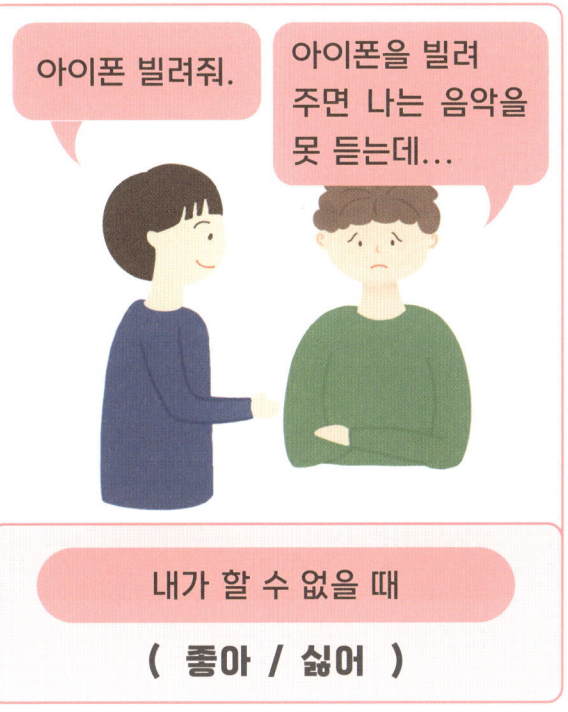

아이폰 빌려줘. 아이폰을 빌려주면 나는 음악을 못 듣는데...

내가 할 수 없을 때
(좋아 / 싫어)

5단원. 친구와 친해지고 싶어요

4. 질문에 알맞은 속마음과 거절 방법을 찾아 줄로 이어보세요.

질문	속마음	거절 방법
맛있겠다! 나도 빵 한 입만! 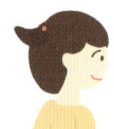 음식을 달라고 할 때	돈이 없어서 빌려줄 수 없어.. 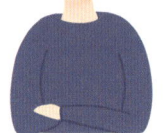	미안, 오늘은 엄마한테 허락을 못 받았어. 다음에 놀러 갈게. 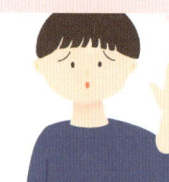
돈 좀 빌려줘! 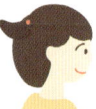 돈을 빌려달라고 할 때	배가 고파서 빵을 주기 싫어. 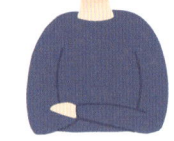	아니, 이 연필은 내 거야. 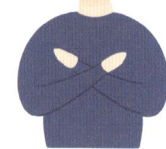
연필 예쁘다. 나 가져도 돼? 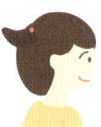 물건을 달라고 할 때	오늘은 못 가는데 어떡하지? 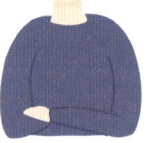	안 돼! 돈이 없어. 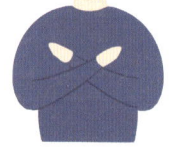
우리 집에 놀러 와! 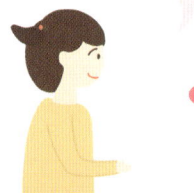 집에 초대받을 때	나에게 소중한 연필이라 빌려주기 싫어. 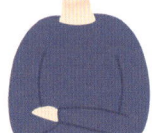	싫어. 이건 내 빵이야. 

배움 곱하기   마음을 존중하며 거절하기

1. 친구의 마음을 존중하며 거절하는 표현방법을 읽고, 알맞은 말풍선을 붙임딱지에서 찾아 붙여주세요.

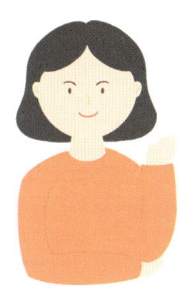

친구가 내 거절에 상처받을까 봐 걱정되나요?
거절하는 이유를 잘 설명하면,
친구도 이해해줄 거예요.

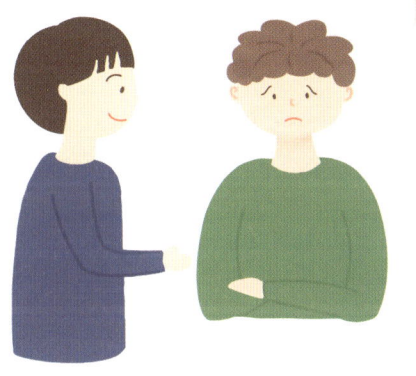

연필 좀 빌려줘!

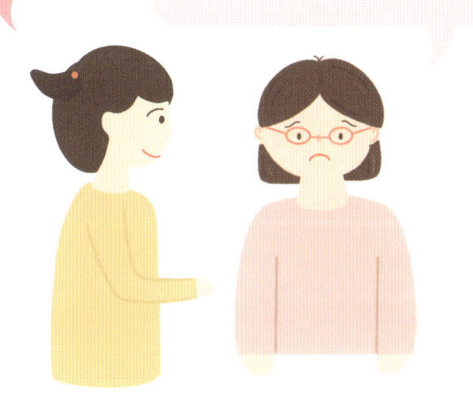

자전거 탈래?

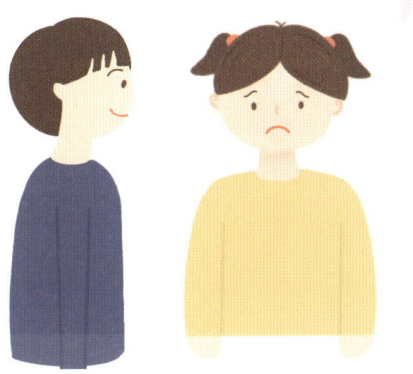

같이 놀래?

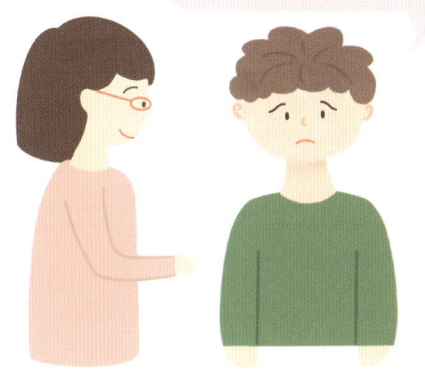

그 휴대폰 나 줘!

2 동의를 구해볼까요?

배움 열기 동의를 구해야 해요.

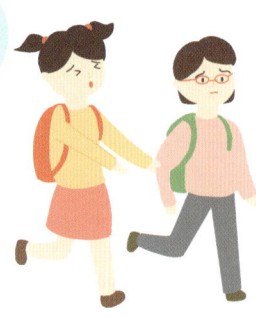

학교가 끝나서 이서랑 아라가 집에 가고 있어요.

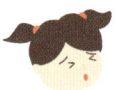
이서: 아라야, 오늘 너희 집에 놀러 갈래. 게임기 재밌는 거 있잖아!

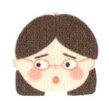
아라: **오늘 집에 아무도 없어서 안 될 것 같아.**

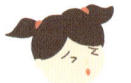
이서: 그럼 더 잘 됐다. 놀러 갈래~ 놀러 갈래!

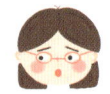
아라: 엄마한테 미리 허락을 못 받아서 안 돼. 다음에 초대할게! 다음에는 먼저 나에게 **동의를 구해줄래?**

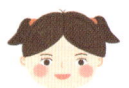
이서: 알겠어! 미리 물어볼게.

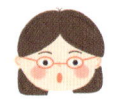
아라: 오늘은 놀이터 가서 노는 게 어때?

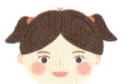
이서: 좋아! 그러자.

Q. 이서는 어디를 가고 싶어 하나요?

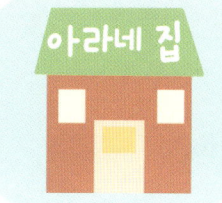

1. 아라네 집 (   )

2. 학교 (   )

Q. 아라는 이서의 질문에 어떻게 대답했나요?

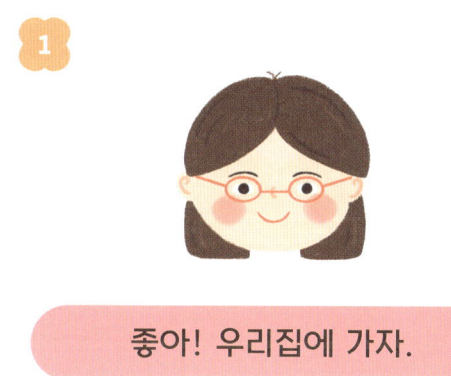

1. 좋아! 우리집에 가자. (   )

2. 안 돼. 오늘 집에 아무도 없어. (   )

Q. 이서가 아라네 집에 놀러가고 싶을 때는 어떻게 해야 할까요?

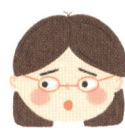

다음에는 먼저 나에게 **동의**를 구해줄래?

☐☐ 를 구해야 한다.

배움 더하기 ① 동의를 구하는 방법 알아보기

1. 내가 이 상황이라면 어떻게 대답할까요? 내 마음과 같은 것에 ○표 하세요.

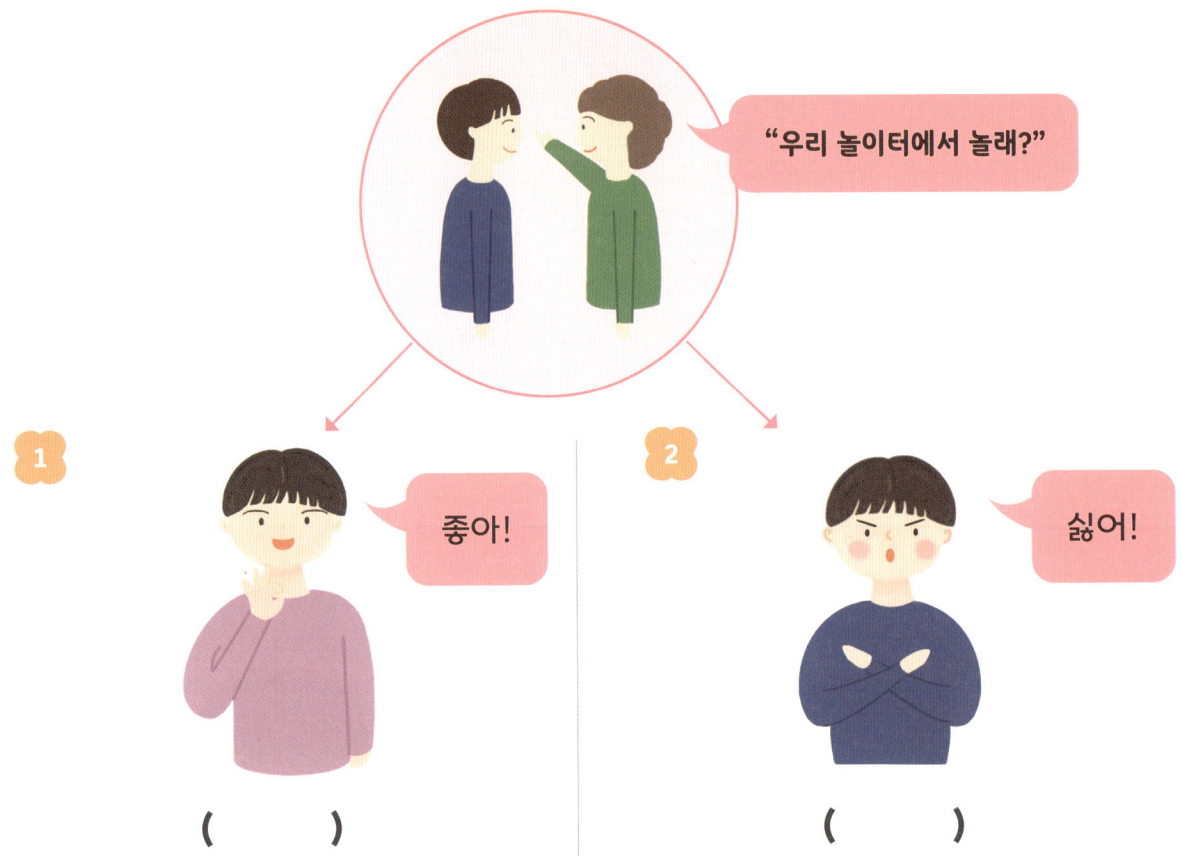

2. 동의란 무엇일까요? 글자를 따라 쓰고 설명을 읽어보세요.

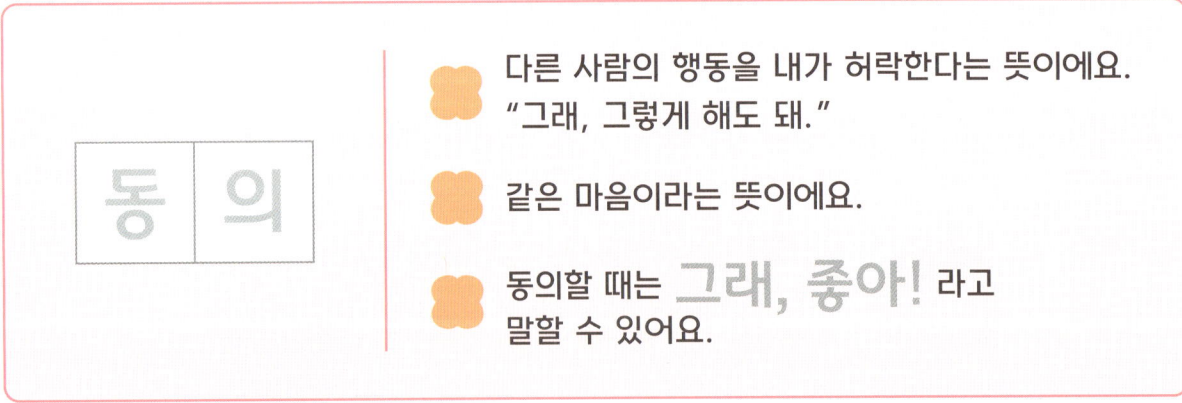

동 의

- 다른 사람의 행동을 내가 허락한다는 뜻이에요.
"그래, 그렇게 해도 돼."
- 같은 마음이라는 뜻이에요.
- 동의할 때는 **그래, 좋아!** 라고 말할 수 있어요.

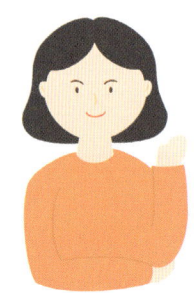

친구는 나와 마음이 다를 수 있어요.
반드시 **동의를 구해야 해요.**

3. 동의를 구하는 방법을 알아봅시다.

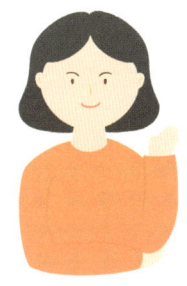

동의를 구할 때는
이 세 가지 방법을 차례대로 해보자.
빈 칸에 알맞은 글자를 따라 쓰고 읽어보자.

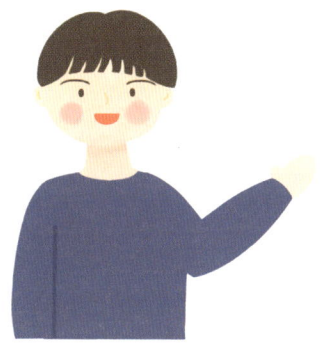 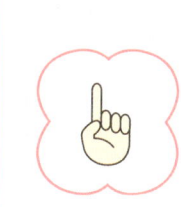

친구에게 먼저
물 어 보 기

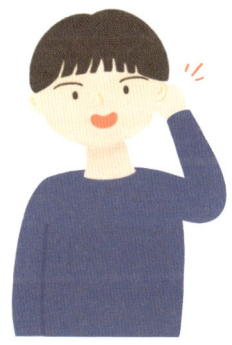 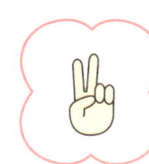

대 답 듣기

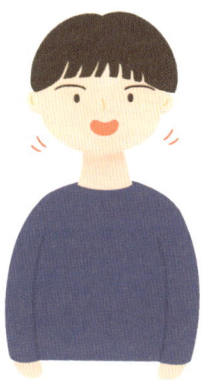 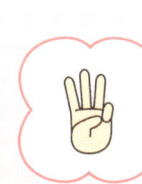

대답을
존 중 해주기

배움 더하기 ② 동의에 대한 대답을 존중하기

1. 동의를 구할 때, 대답은 이렇게 할 수 있어요.
   질문에 대한 대답을 듣고, 동의인지 거절인지 찾아 줄로 이어보세요.

어깨동무 할래?
아니, 싫어.
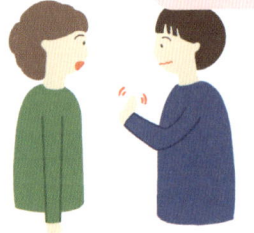

연필 빌려줄래?
응! 빌려줄게.
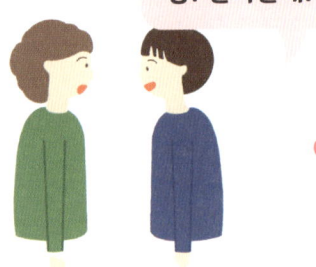

사진 찍어도 돼?
좋아!
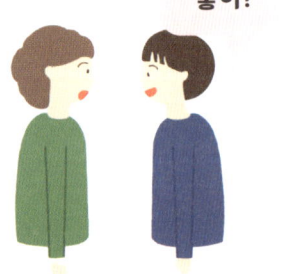

우리집에 갈래?
미안, 다음에 갈게.
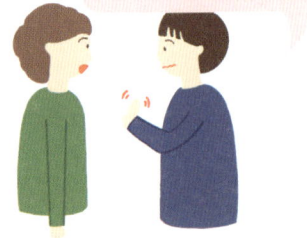

좋아!
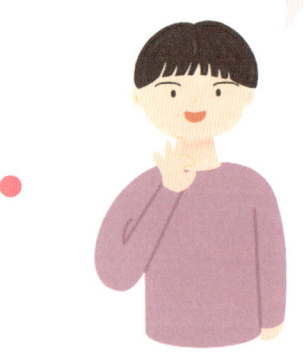
동의

싫어!
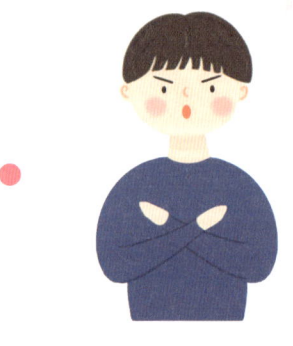
거절

2. 동의에 대한 대답을 듣고 어떻게 해야 할까요?
알맞은 붙임딱지를 찾아 붙여주세요.

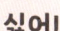

어깨동무 할래? 싫어!

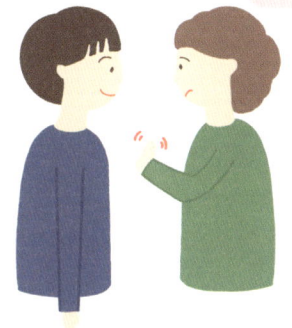 →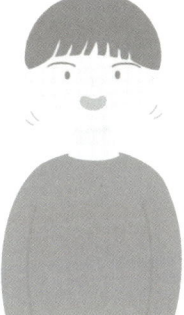

대답을 존중하며 어깨동무하지 않아요.

손 잡아도 돼? 음…….

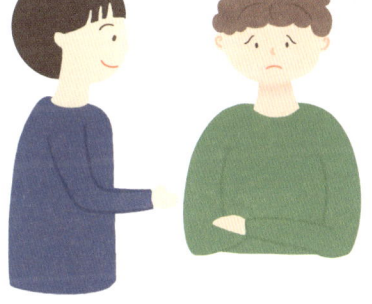 →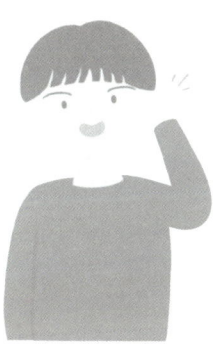

대답을 기다려요

책 빌려줄래? 그래, 좋아!

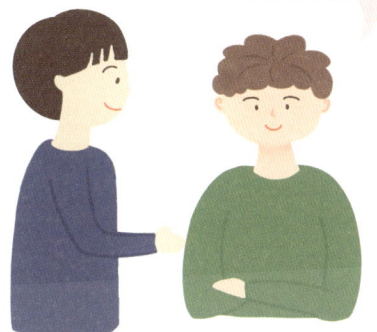 →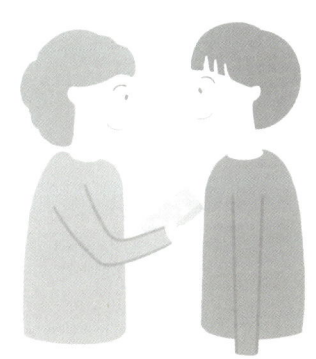

대답을 존중하며 책을 빌려줘요.

5단원. 친구와 친해지고 싶어요

배움 곱하기 | 동의와 거절 보드게임 하기

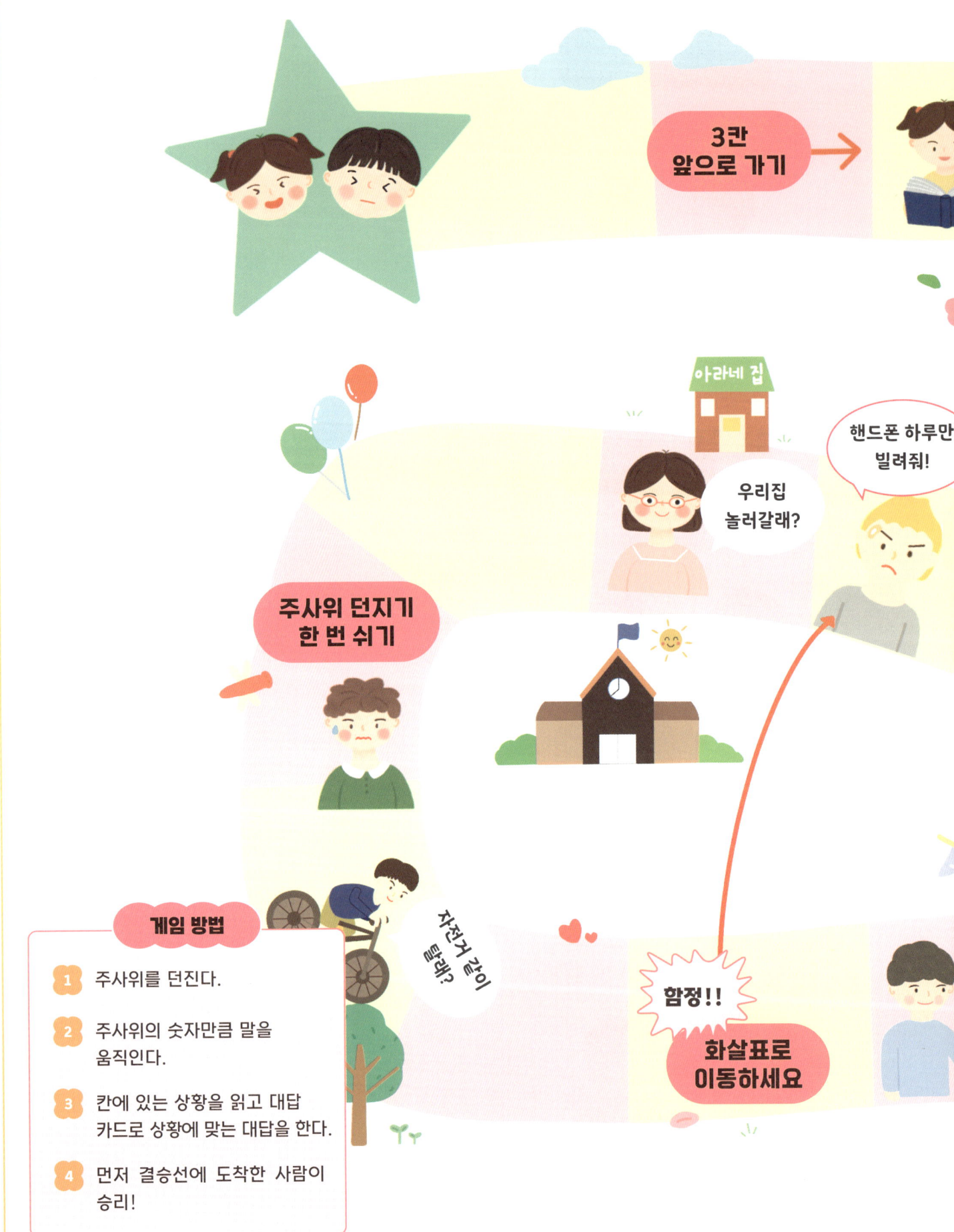

게임 방법

1. 주사위를 던진다.
2. 주사위의 숫자만큼 말을 움직인다.
3. 칸에 있는 상황을 읽고 대답 카드로 상황에 맞는 대답을 한다.
4. 먼저 결승선에 도착한 사람이 승리!

게임 준비물 주사위 1개   보드게임 말   대답카드 [오리기자료]

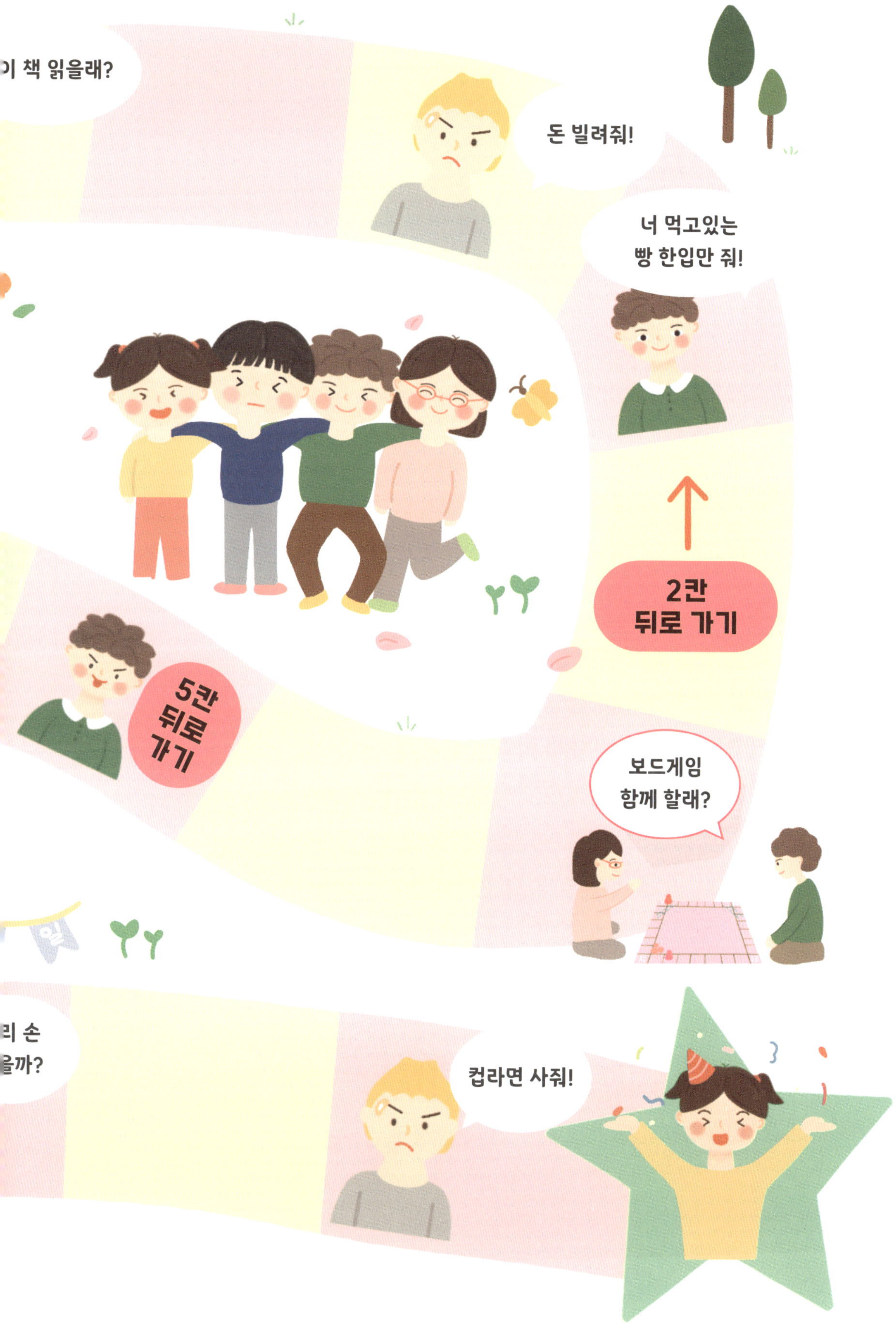

3 친구와 친해지기

배움 열기 친구와 친해지고 싶어요.

> 가영이가 전학을 왔어요.
> 친구들과 친해지고 싶은데 어떻게 해야 할지 모르겠어요.

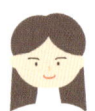
가영: 친구들과 친해지고 싶은데 어떻게 해야 할지 모르겠어.

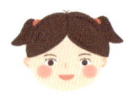
이서: 안녕! 너는 전학 온 가영이지?

가영: 아? 안녕! 으응…

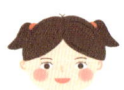
이서: 반가워! 친하게 지내자. 혹시 고민이 있어?

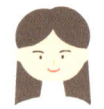
가영: 나는 우리 반 **친구들과 친하게 지내고 싶은데,** 어떻게 해야 할지 모르겠어!

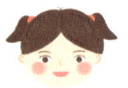
이서: 내가 도와줄게! 이 책을 같이 보지 않을래?
여기에는 친구랑 친해지는 비법이 있대! 하나씩 살펴보자.

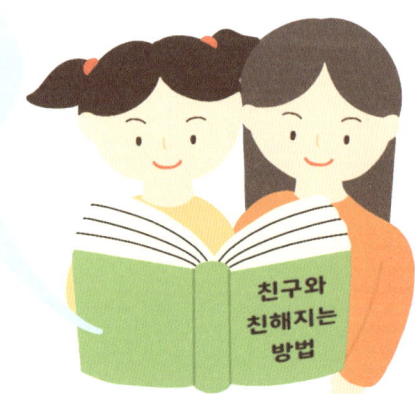

친구와 친해지는 방법
1. 인사하기
2. 함께 놀이하기
3. 취미 공유하기
4. 도와주기

Q. 이서네 반에 누가 전학 왔나요?

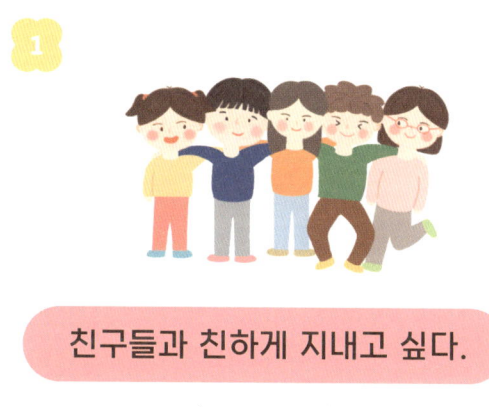

1. 가영 (　　)
2. 이서 (　　)

Q. 가영이의 고민은 무엇인가요?

1. 친구들과 친하게 지내고 싶다. (　　)
2. 혼자 놀고 싶다. (　　)

Q. 가영이가 친구들과 친해질 수 있도록 방법을 적어보세요.

친구와 친해지는 방법

- [x] 인사하기
- [x]
- [x]
- [x]

5단원. 친구와 친해지고 싶어요

배움 더하기 — 친구와 친해지는 방법 알아보기

1. 친구와 친해지는 방법을 알아볼까요?
   그림에 어울리는 설명을 찾아 줄로 이어주세요.

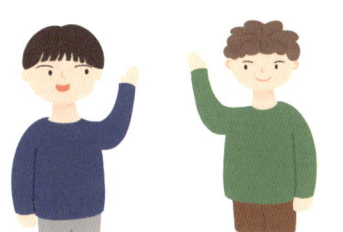 ● ● 먼저 인사해요.

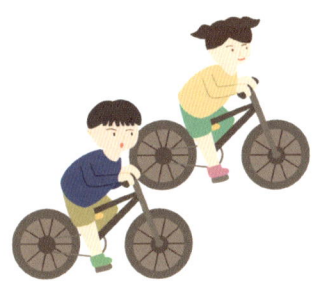 ● ● 함께 재미있는 보드게임을 해요.

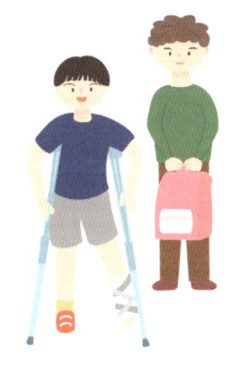 ● ● 취미를 함께해요.

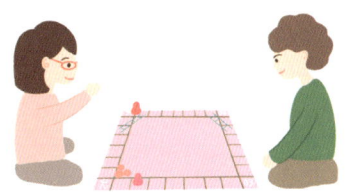 ● ● 도움이 필요한 친구를 도와줘요.

2. 좋은 친구는 다른 친구들을 존중하고 배려해요.
친구를 존중하고 배려하는 방법을 모두 찾아 ○표 하고 따라 써보세요.

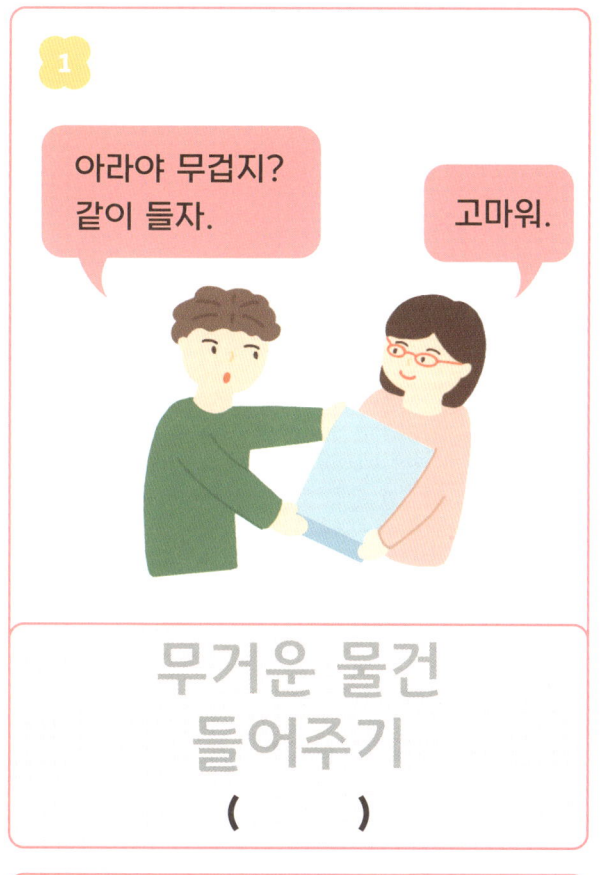

무거운 물건
들어주기
(   )

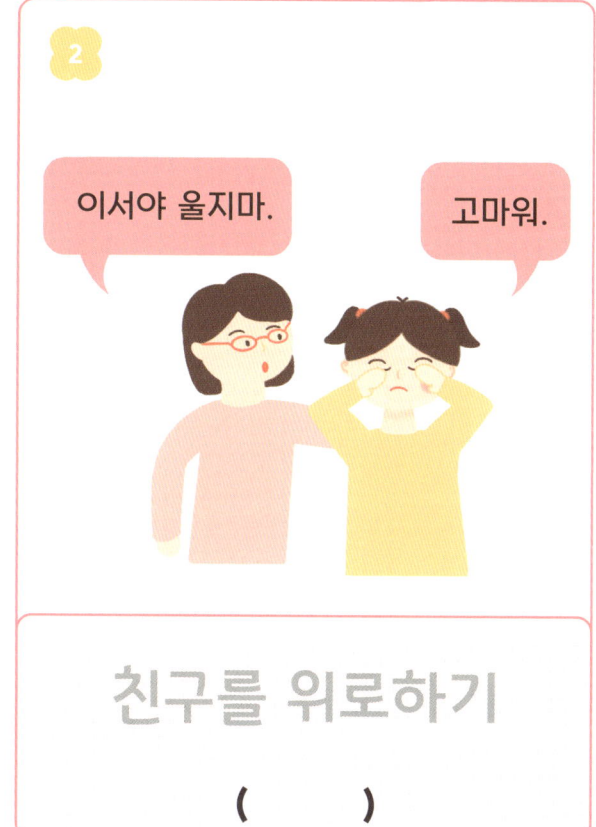

친구를 위로하기
(   )

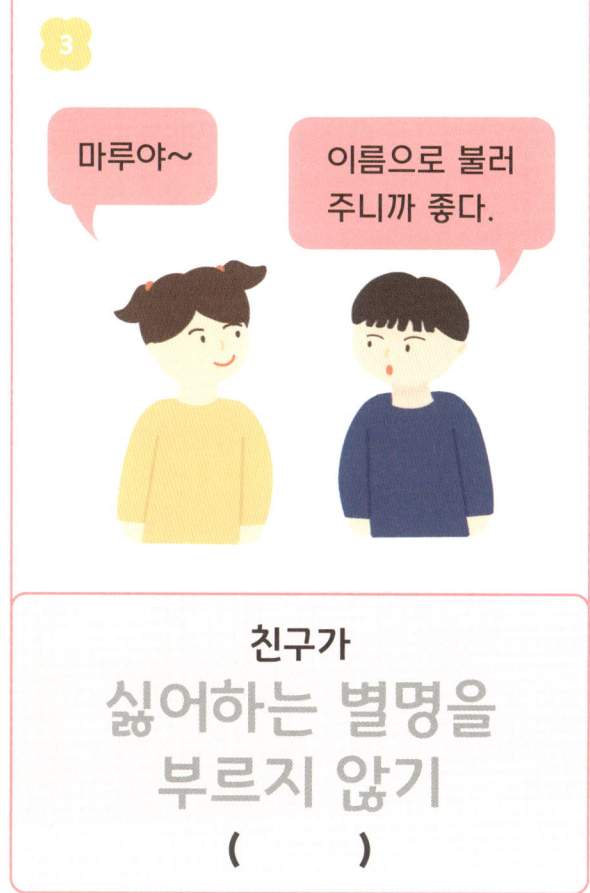

친구가
싫어하는 별명을
부르지 않기
(   )

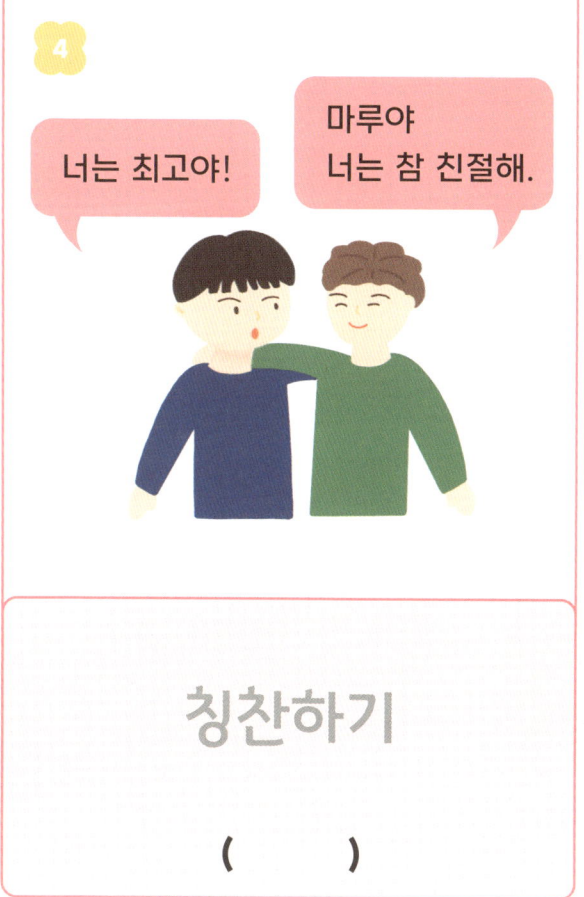

칭찬하기
(   )

3. 내 친구를 소개해요! 친구를 인터뷰하고, 빈칸을 채워주세요.

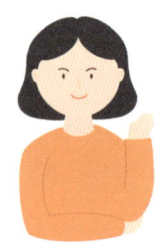

친구에 대해 자세히 알면 친구랑 친해질 수 있어요.

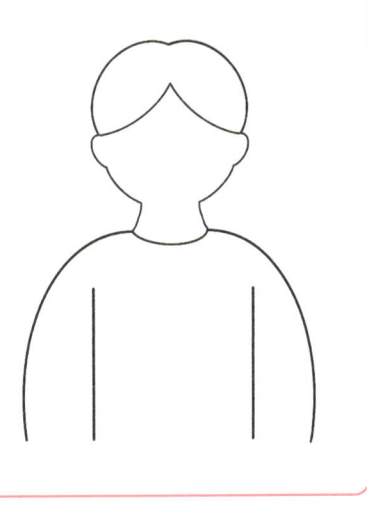

내 친구를 소개합니다.

1. 내 친구는

(남자 / 여자)

2. 내 친구가 싫어하는 음식은?

3. 내 친구가 좋아하는 색깔은?

4. 내 친구가 좋아하는 음료수는   (콜라 / 사이다)

5. 내 친구는 (집에 있는 것 / 밖에 있는 것)을 좋아해요.

6. 내 친구의 이름은?

배움 곱하기 | 글자 퀴즈 풀기

이번 단원에서 배운 낱말들이 <보기>에 있어요. 낱말을 아래 표에서 찾아 색칠해보세요.

보기

거절   동의   친구   존중   용기

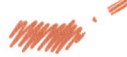

거	아	여	어	오
절	요	동	의	유
야	우	유	으	친
존	중	야	요	구
이	이	용	기	야

5단원. 친구와 친해지고 싶어요

6단원
몸과 마음을 안전하게 지켜요

1 **성폭력이 무엇인지 알아봐요**

#성폭력 인지
#성폭력 구별

2 **나를 지키는 방법을 배워요**

#성폭력 예방
#성폭력 대처
#자기 보호

3 **디지털 성폭력을 조심해요**

#디지털 성폭력
#온라인 예절
#개인정보 관리

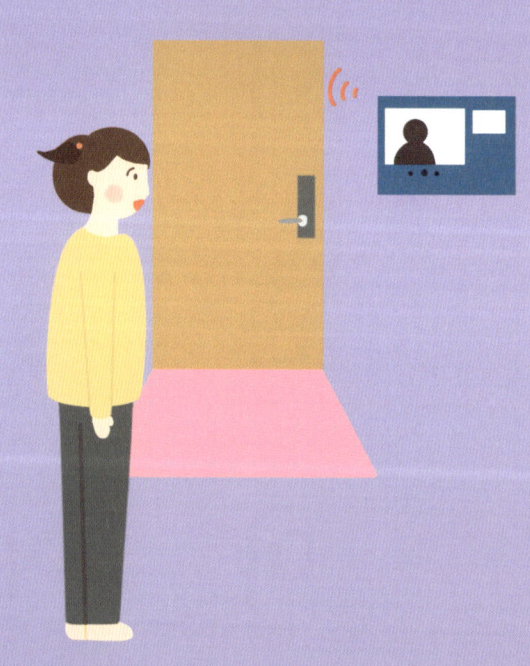

들어가기

좋은 느낌이 들 때와 싫은 느낌이 들 때

좋은 느낌이 들 때와 싫은 느낌이 들 때, 우리의 모습은 어떨까요?
그림 속 친구들이 지금 어떤 느낌을 갖고 있을지 생각해보고,
<보기>에서 어울리는 말을 찾아 빈칸에 적어보세요.

보기
싫은 느낌   좋은 느낌

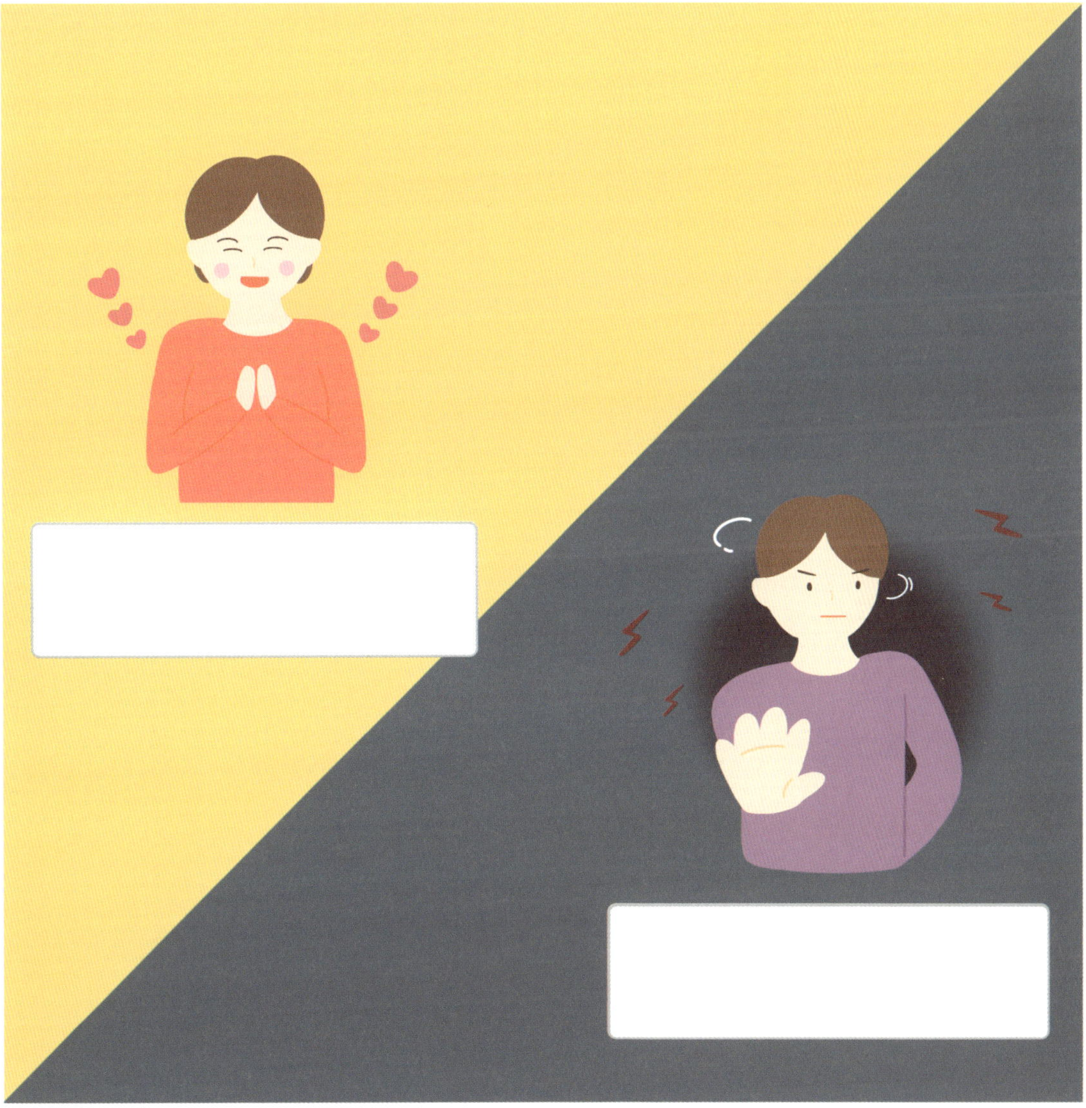

나 (　　　　　)은/는 즐겁게 배울 준비가 되었습니다!   (서명)

1 성폭력이 무엇인지 알아봐요

배움 열기 친구가 싫어하는 행동은 하면 안 돼요.

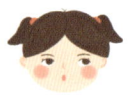
이서: 아라야, 너 요즘 살찐 것 같아. 뱃살 좀 봐!

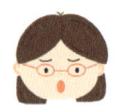
아라: **만지지 마! 기분 나빠!**

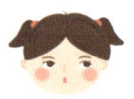
이서: 장난이잖아. 친구끼리 좀 만지면 안 돼?

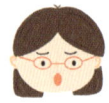
아라: 싫어. 맘대로 만지지 마.
다른 사람 몸을 **동의 없이** 만지는 건 **성폭력**이야.

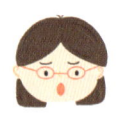
이서: 너한테 허락받고 만지는 건 괜찮아?

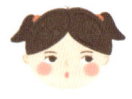
아라: 난 허락하기 싫어. 하지 마.

이서: 알겠어. 미안해.

Q. 이서와 아라에게 무슨 일이 있었나요? 아라의 말풍선에 들어갈 말을 붙임딱지에서 찾아 붙여보세요

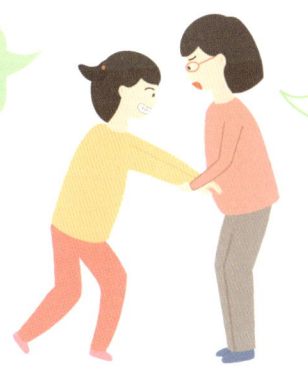

뱃살 좀 봐!

Q. 아라의 말을 따라 쓰고 읽어보세요.

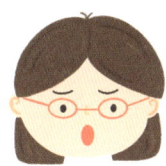

다른 사람 몸을 **동의 없이** 만지는 건 　성　폭　력　이야.

Q. 내 몸의 주인은 '나'입니다. 내가 정합니다. 누가 허락 없이 내 몸을 함부로 만지면, "싫어! 하지 마."라고 말합니다. 그런데 누가 내 몸을 <u>만져도 되냐고 물어보면</u>, 여러분은 뭐라고 답할 건가요?

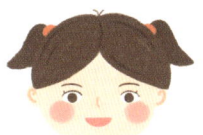

머리카락 만져도 될까?
어깨는 만져도 돼?

아래 그림 중에서 자기 생각과 같은 것에 ○표 하세요.

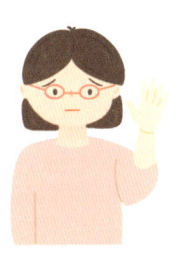

나는 다 싫어.
아무 데도 만지지 마.

(　　)

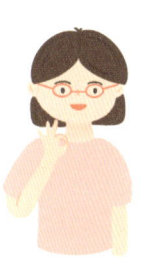

(　　　) 만지는 건 괜찮아.
다른 곳은 만지지 마.

(　　)

6단원. 몸과 마음을 안전하게 지켜요

배움 더하기 — 성폭력인 상황 알아보기

1. 빈칸에 내 이름을 적고, 회색 글자를 따라 쓰고 읽어보세요.

아라 몸의 주인은 아라입니다.
이서 몸의 주인은 이서입니다.

[내 이름:] 몸의 주인은 [내 이름:] 입니다.

[친구 이름:] 몸의 주인은 [친구 이름:] 입니다.

자기 몸은 다른 사람이 함부로 대하면 안 됩니다.

다른 사람 **몸을 함부로 대하는 것**은 | 성 | 폭 | 력 | 입니다.

2. 성폭력이 될 수 있는 행동들을 알아봅시다. 빈칸에 들어갈 말을 따라 쓰고 읽어보세요.

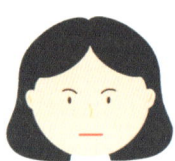

다른 사람의 **동의 없이** 하는 행동은

모두 | 성 | 폭 | 력 | 이에요.

하면 안 되는 행동이에요.

아무리 친한 사이여도, 상대방이
"싫어! 하지 마!" 라고 하면 그만해야 해요.
누군가 싫어하는 행동은 장난이 될 수 없어요.

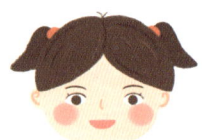
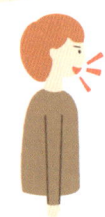

동의 없이
몸을 만지는 것

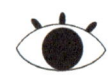
동의 없이 몸을
보거나 보여주는 것

놀리는 것
몸에 대해 말하는 것

3. 만지는 성폭력과 보는 성폭력을 알아봅시다. 빈칸에 들어갈 말을 따라 쓰고 읽어보세요. 성폭력인 그림엔 『이건 성폭력이에요!』 붙임딱지를 붙여주세요.

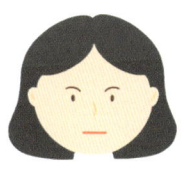

다른 사람 몸을 **동의 없이** 만지는 건 성폭력 이에요. 잘못된 행동이에요.

"만져도 될까?"라고 물어봤을 때, 상대방이 좋아하지 않으면 만지지 말아야 해요.

아래 그림 중 "만지는 성폭력"에 붙임딱지를 붙이세요.

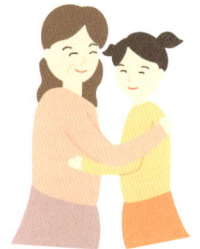

엄마가 "안아줘도 될까?" 물어보시고 안아주셨어요.

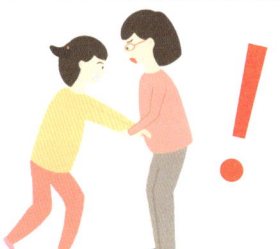

친구한테 허락받지 않고 갑자기 몸을 만져요.

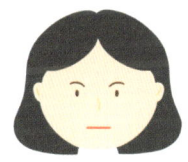

다른 사람 몸을 **동의 없이**, 몰래 보는 것도 성폭력 이에요. 하면 안 돼요.

아래 그림 중 "보는 성폭력"에 붙임딱지를 붙이세요.

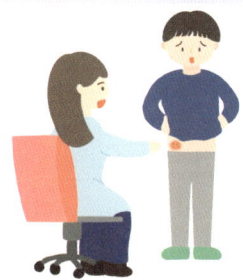

보건 선생님께서 상처를 보고 계세요.

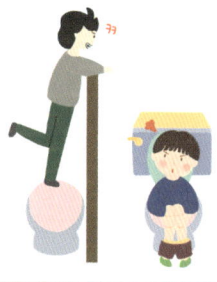

변기 칸에 있는 친구를 몰래 쳐다보고 있어요.

4. 보여주는 성폭력과 놀리는(말하는) 성폭력을 알아봅시다. 빈칸에 들어갈 말을 따라 쓰고 읽어보세요.

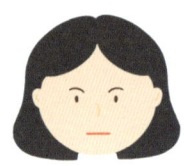
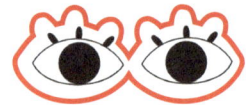

성기, 가슴, 엉덩이를 다른 사람에게 **이유 없이** 보여주는 것도 성폭력이에요. 하면 안 돼요.

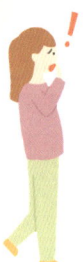
으악!

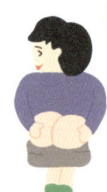
이것 봐라~

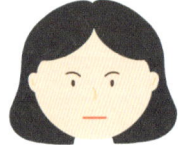
친구가 싫어하고 있어요!

친구가 원하지 않았는데도 엉덩이를 보여주었어요.

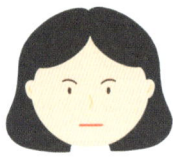
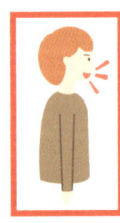

다른 사람 몸을 놀리는 것, 몸에 대해 함부로 말하는 것도 성폭력이에요. 다른 사람이 싫어하는 말은 하면 안 돼요.

엉덩이가 왜 이렇게 커?

하지 마! 기분 나빠!

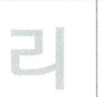
마루의 기분이 나빠 보여요.

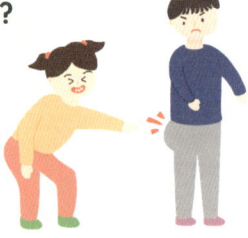
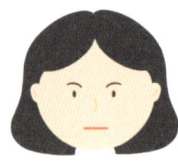

이서가 마루의 엉덩이를 놀리고 있어요.

배움 곱하기 — 약속하기

빈칸에 내 이름과 오늘 날짜를 적고, 소리내어 읽어보세요.
"다른 사람이 싫어하는 행동은, 하지 않겠습니다." 우리 모두 약속해요!

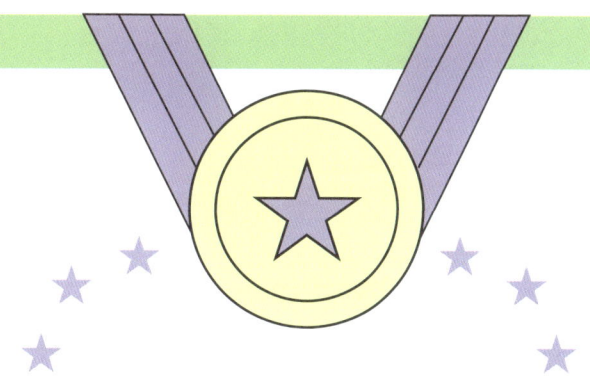

이름:

다른 사람이 싫어하는 행동은, 하지 않겠습니다.

1. 다른 사람 몸을 동의 없이 만지지 않겠습니다.
   "만져도 될까?" 물어보고, 허락받고 만지겠습니다.

2. 다른 사람 몸을 동의 없이, 몰래 보지 않겠습니다.

3. 소중한 내 몸을 이유 없이 보여주지 않겠습니다.

4. 다른 사람 몸에 대해 놀리지 않겠습니다.

_____년 ___월 ___일 ___요일

2 나를 지키는 방법을 배워요

배움 열기 성폭력, 언제든 일어날 수 있어요.

성폭력이 일어날 수 있는 위험한 상황들을 살펴보세요.
어느 장소일까요? 무슨 상황일까요?
마루와 친구들은 뭐라고 말하고 있나요?
말풍선 속 말들을 소리내어 읽어보세요.

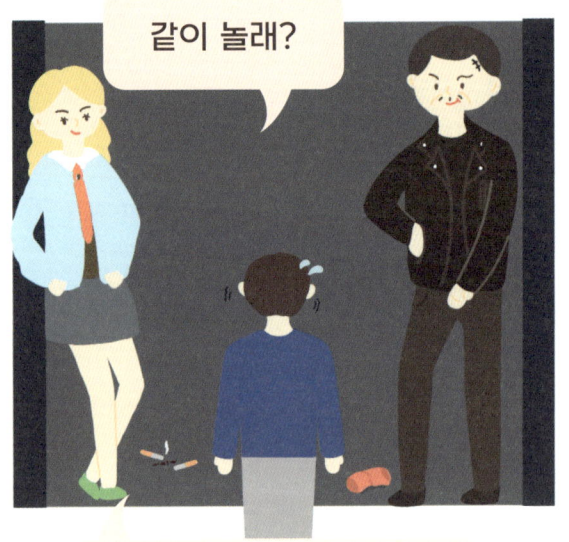

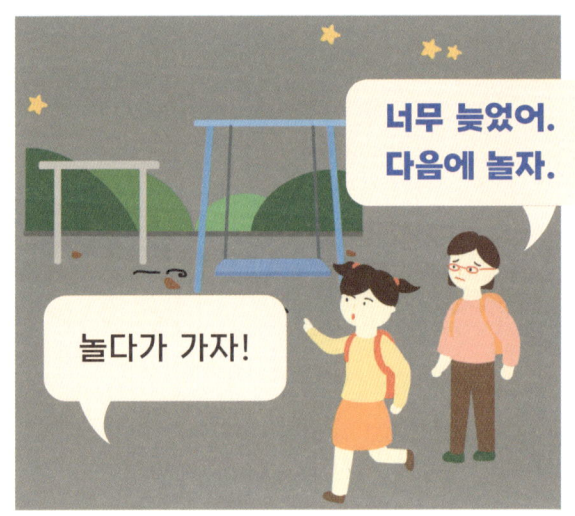

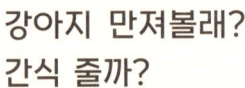

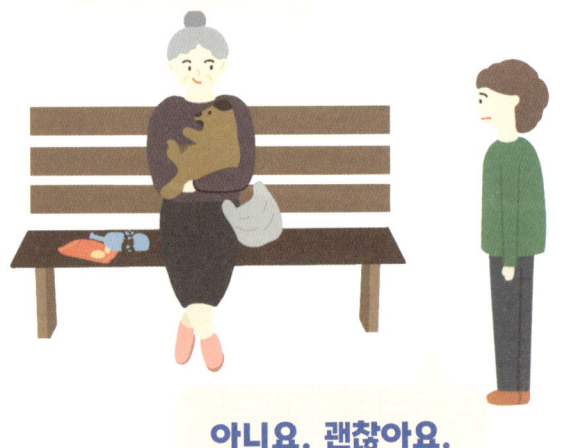

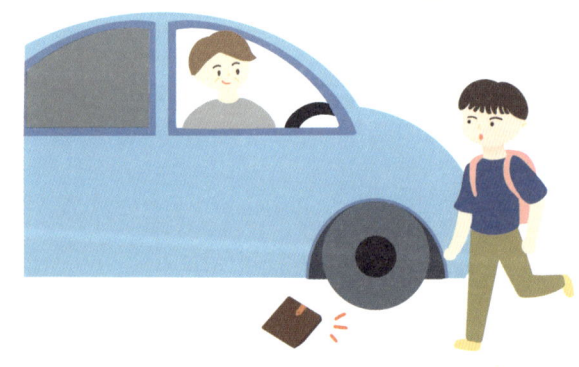

Q. 그림 속 상황을 보면서, 마루와 친구들의 대답을 따라 쓰세요.

1. 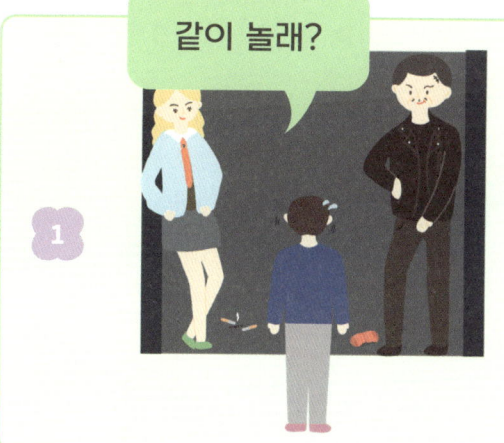 같이 놀래?

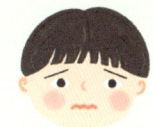 아니요. 집에 가야 해요.

2. 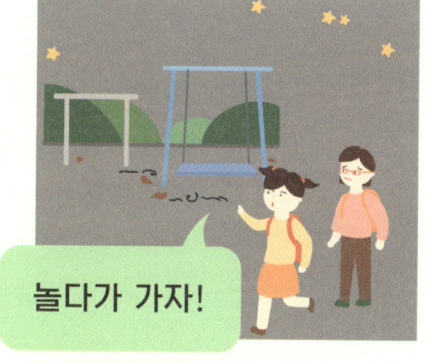 놀다가 가자!

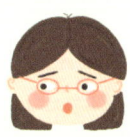 너무 늦었어. 다음에 놀자.

3. 강아지 만져볼래? 간식 줄까?

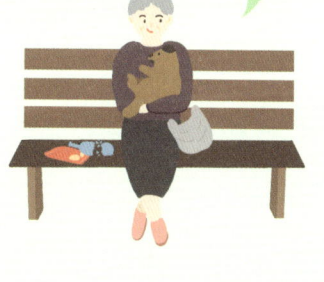

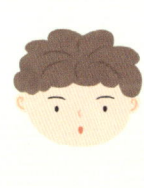 아니요. 괜찮아요.

4. 지갑 좀 주워줄래?

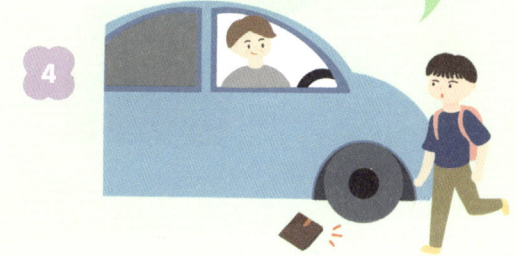

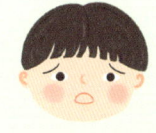 못하겠어요. 다른 분께 말해주세요.

6단원. 몸과 마음을 안전하게 지켜요

배움 더하기 ① **성폭력 위험을 줄이는 기본적인 방법 알아보기**

1. 싫은 느낌이 들 때 "싫어요! 하지 마세요!"를 표현할 수 있는 나만의 방법을 적어보세요.

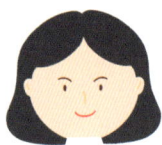

내가 싫어하는 행동을 다른 사람이 할 때는 정확하게 거절해야 해요.

나만의 거절 방법에 ☑ 표시를 해보세요.

- ☐ 동작으로 표현하기
- ☐ 말로 표현하기
- ☐ 소리 지르기
- ☐ 호루라기 불기
- ☐ 나만의 방법 (　　　　　　　　　)

거절하는 나의 모습을 사진으로 찍거나 그림으로 그리고, 거절하는 말을 말풍선 안에 써보세요.

"싫어! 하지 마!"
"싫어요! 하지 마세요!"

2. "도와주세요!"라고 누구에게 말해야 할까요? 나를 도와줄 수 있는 사람이 누구인지 생각하여 적어보세요.

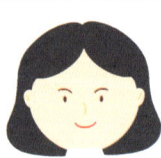

내가 믿을 수 있는 사람은 누구인가요?

가족	선생님	경찰
1	1	
2	2	
3	3	

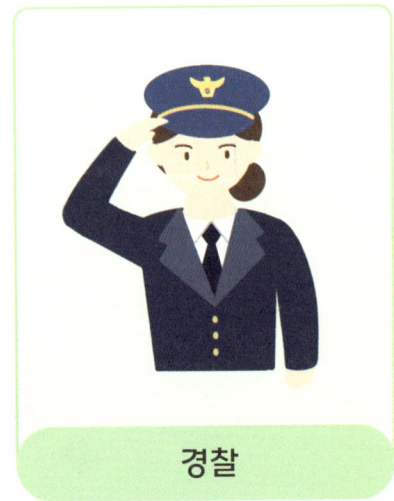

3. 휴대폰으로 도움을 요청하는 연습을 해보아요.

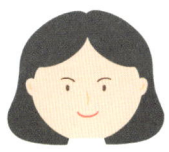

위험하다고 느껴지면 꼭 **112**에 전화해요.
장난 전화는 안 돼요!

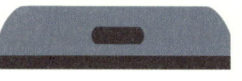

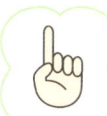 혼자 다닐 때는 항상 휴대폰을 갖고 있고, 주변을 잘 살펴요.

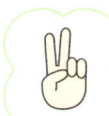 모르는 사람이 계속 다가올 때는 휴대폰을 꺼내서 화면을 켜요.

 내 몸을 만지거나, 따라오라고 하거나, 차에 타라고 하면 **112**를 눌러요. 경찰에 신고해요.

**4. 위험한 곳을 빠져나와야 할 때, 도망칠 수 있는 곳을 찾아보아요.
알맞은 곳을 살펴보고, 회색 글자를 따라 쓰세요.**

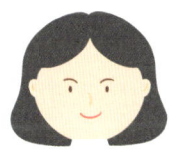

위험한 상황에서 빠르게 벗어나요.
그다음 도와줄 사람을 찾거나, 112에 신고해요.

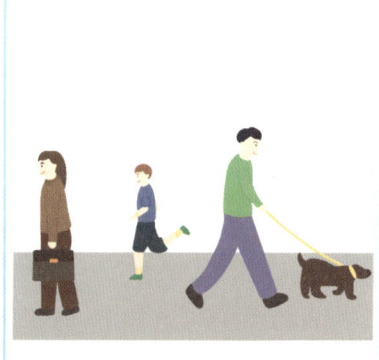

사람이 다니는
큰길

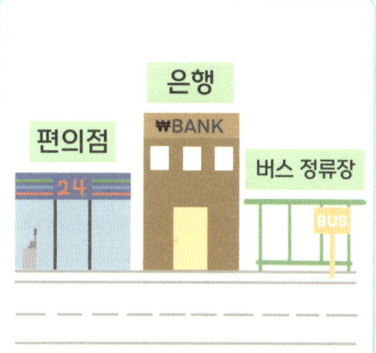

사람들이
많은 곳

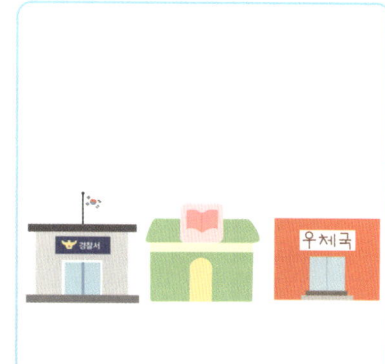

공공기관

배움 더하기 ② 성폭력 위험 상황을 알고 대처하는 방법 배우기

1. 성폭력이 자주 발생하는 위험한 곳을 알아보아요. 마루와 선생님의 대화를 읽고, 빈칸에 알맞은 붙임딱지를 붙여보세요.

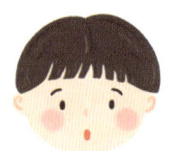
어른들이 "위험한 곳에 혼자 가지 마라."라고 하시는데, **위험한 곳**은 어디인가요?

사람들이 없는 곳, 어둡고 으슥한 골목, 위험한 물건이 많은 곳을 말해요.
이런 곳은 **혼자서 절대 가지 않도록** 해요.
가족이나 선생님과 함께 다녀요.
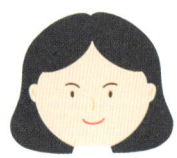

붙임딱지 붙이는 곳	붙임딱지 붙이는 곳	붙임딱지 붙이는 곳
사람들이 없는 곳	어둡고 으슥한 골목	위험한 물건이 많은 곳

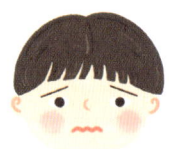
으악, 무서워요. 도와줄 사람이 없어 보여요.
꼭 가야 하는데 아무도 없으면 어떻게 해요?

가족에게 전화를 하면서 가요.
다른 사람들이 여러 명 지나다닐 때까지 기다리는 것도 좋은 방법이에요.

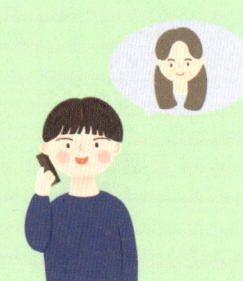 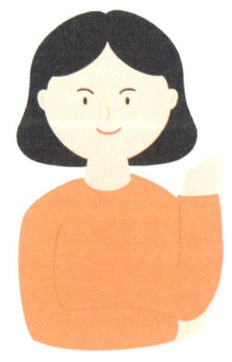

2. 성폭력이 자주 발생하는 위험한 상황을 살펴보고, 우리 몸을 지키는 방법을 알아보아요. 빈칸에 들어갈 말을 따라 쓰고 읽어보세요.

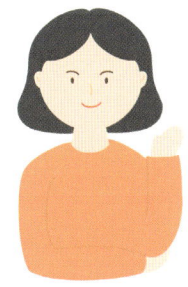

혼자 있을 때는, 갑자기 위험에 빠져도
도와줄 수 있는 사람이 없어서 조심해야 해요.
이럴 때 어떻게 해야 하는지 알아볼까요?

1 잘 모르는 사람이 다가올 때

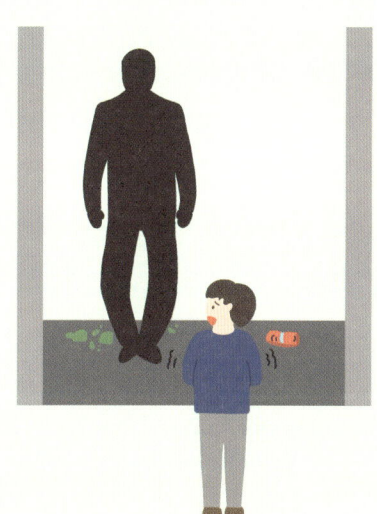

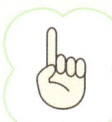 큰길이나 사람 많은 곳으로

| 도 | 망 | 가 | 기 |

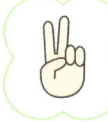 따라오면 112에 신고하기

2 잘 모르는 사람이 도와달라고 할 때

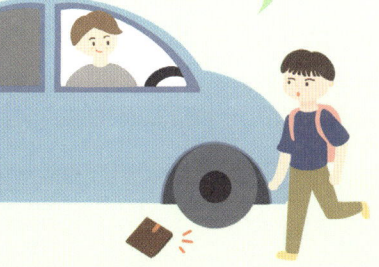

지갑 좀 주워줄래?

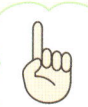 "죄송해요.", "다른 분께 말해주세요."
라고 말하고

| 지 | 나 | 가 | 기 |

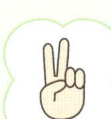 따라오면 112에 신고하거나
큰길로 도망가기

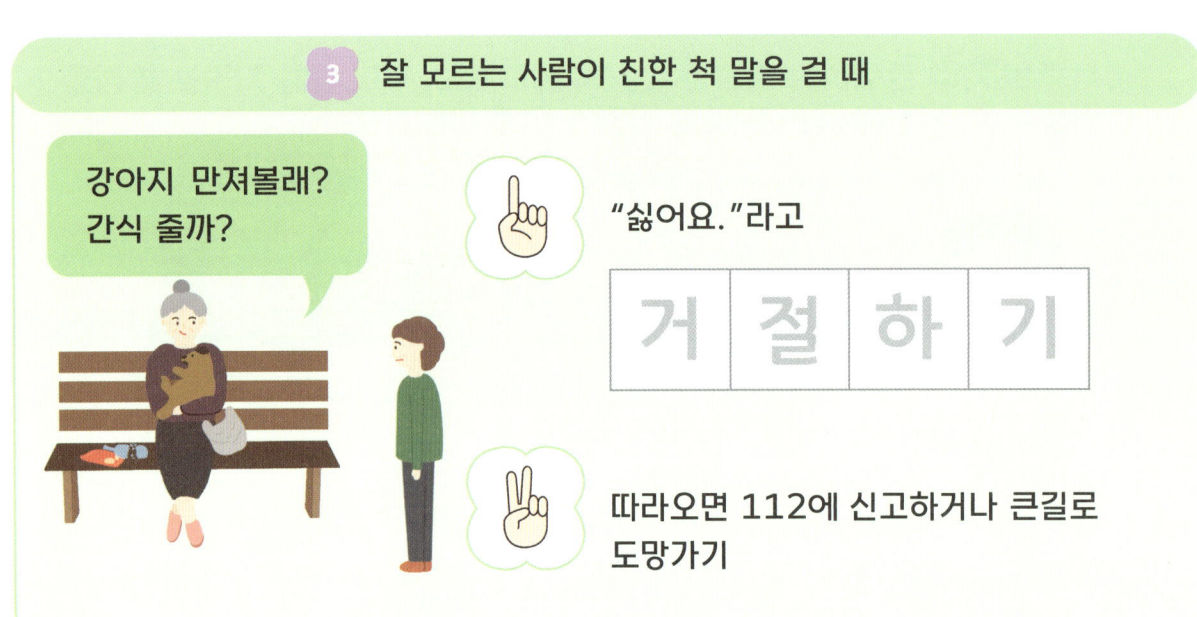

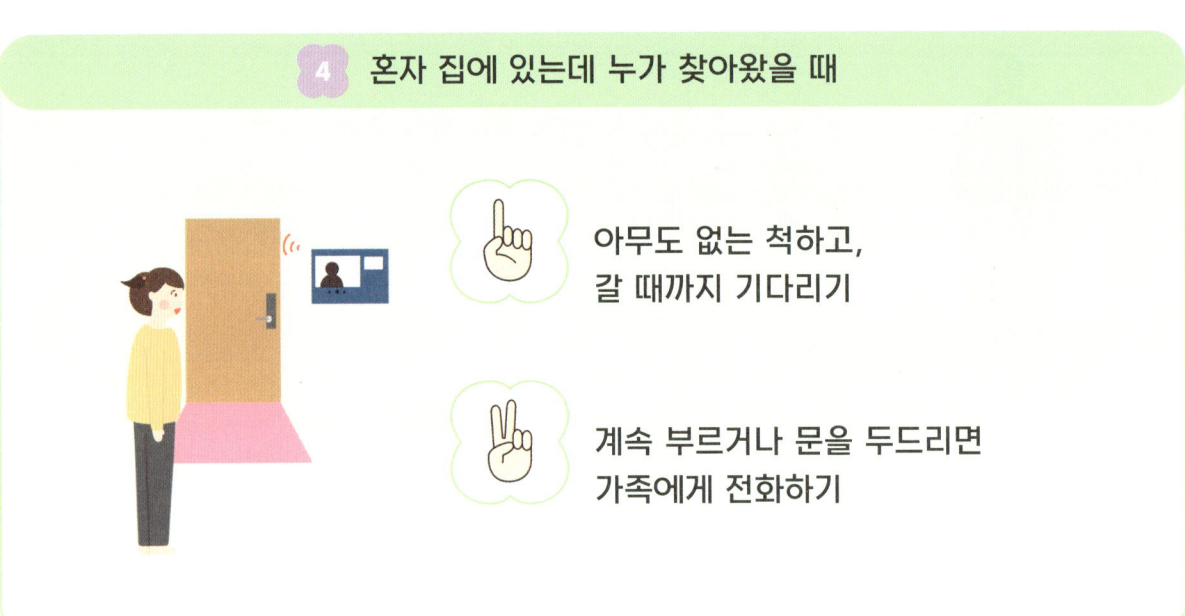

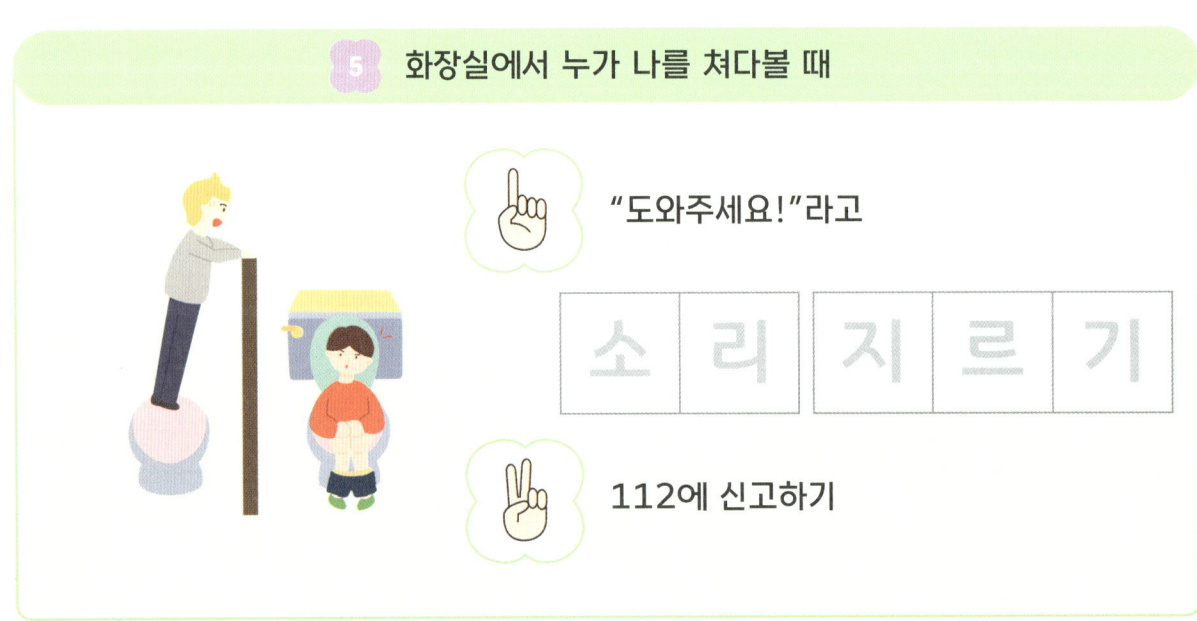

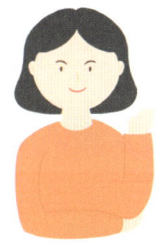

사람들이 많을 때, 아는 사람과 있을 때도 성폭력이 일어날 수 있어요.
이럴 때는 어떻게 하면 좋을지 알아보아요.

1. 모르는 사람이 만지려고 할 때

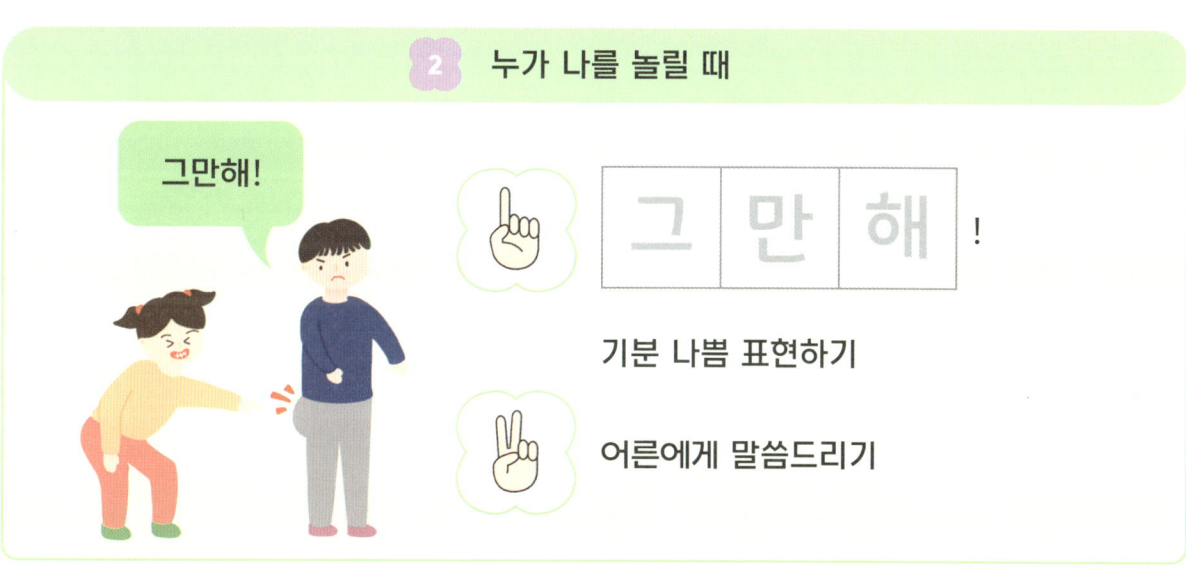

도와주세요!

① 두 팔로 거리 만들기
② 두 팔로 피하기
③ 소리 지르기

2. 누가 나를 놀릴 때

그만해!

① 그만해!
  기분 나쁨 표현하기
② 어른에게 말씀드리기

3. 이웃이나 친척이 비밀을 만들자고 할 때

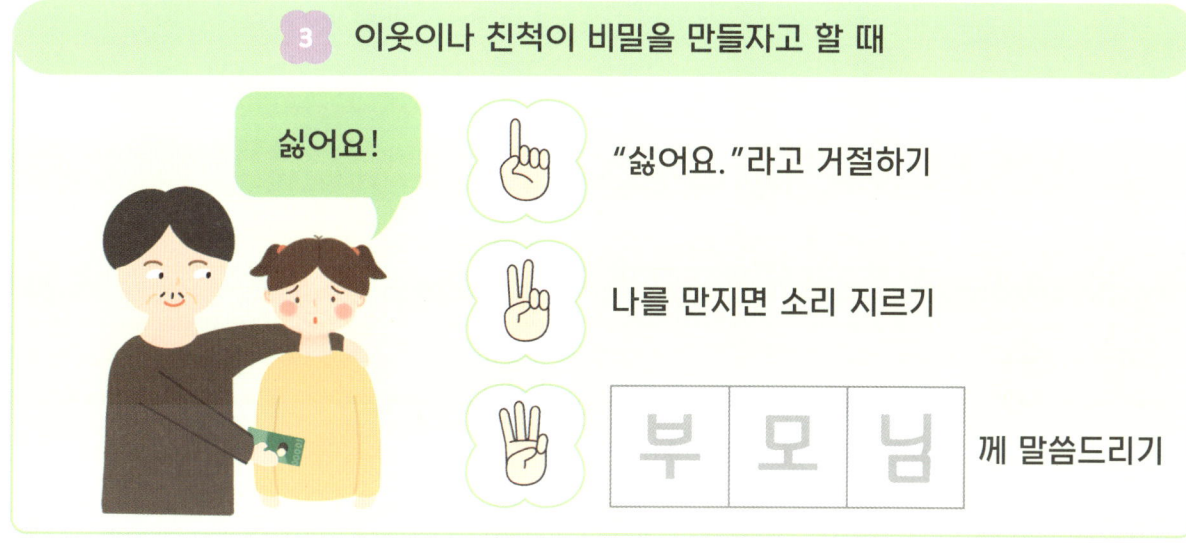

싫어요!

① "싫어요."라고 거절하기
② 나를 만지면 소리 지르기
③ 부모님께 말씀드리기

배움 곱하기 — 나의 비상연락망 만들기

내 휴대폰에는 어떤 연락처가 저장되어 있나요?
내가 도움을 요청할 수 있는 사람은 누구인가요?
나를 도와줄 수 있는 사람들의 이름과 번호를 적어서 비상연락망을 만들어보세요.

전화

전화번호가 저장된 연락처 300

\+ 🔍 ⋮

- 엄마 010-1234-1234
- ....
- ....
- ....

스스로
마음을 가꾸는
일상 속

성교육

3 디지털 성폭력을 조심해요

배움 열기 친구가 자꾸 이상한 사진을 보여줘요.

마루는 고민이 있어요.
같이 태권도를 다니는 형이 **자꾸 이상한 사진을 보내요.**

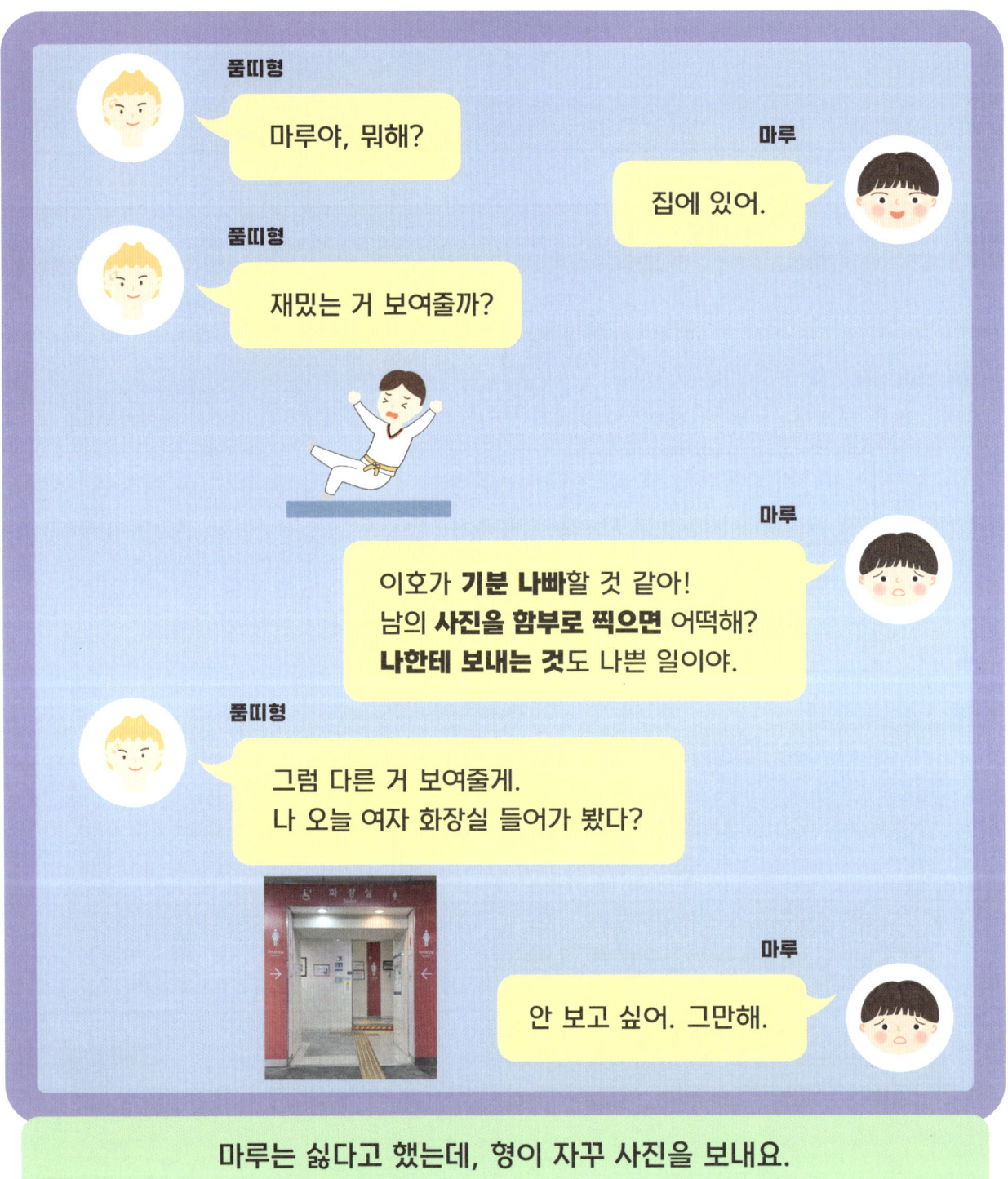

품띠형

품띠형: 마루야, 뭐해?

마루: 집에 있어.

품띠형: 재밌는 거 보여줄까?

마루: 이호가 **기분 나빠**할 것 같아! 남의 **사진을 함부로 찍으면** 어떡해? **나한테 보내는 것**도 나쁜 일이야.

품띠형: 그럼 다른 거 보여줄게. 나 오늘 여자 화장실 들어가 봤다?

마루: 안 보고 싶어. 그만해.

마루는 싫다고 했는데, 형이 자꾸 사진을 보내요.

Q. 마루의 고민은 무엇인가요? 알맞은 것에 ○표 하세요.

1

형이 자꾸 다른 사람의 사진을 보내요.
(   )

2
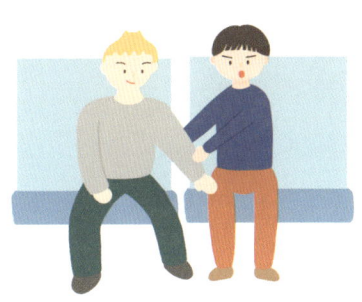
형이 나를 만져요.
(   )

Q. 마루는 형에게 뭐라고 했나요? 빈칸에 들어갈 말을 쓰고 읽어보세요.

이호가 (   ) **나빠**할 것 같아!

남의 (   )**을 함부로 찍으면** 어떡해?

나한테 (   ) **것**도 나쁜 일이야.

안 보고 싶어. 그만해.

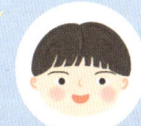

Q. 앞으로 무엇을 배우게 될까요? 회색 글자를 따라 쓰고 읽어보세요.

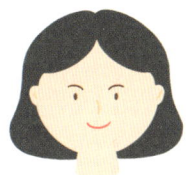

디지털 기기와 관련된 성폭력 상황을 살펴보고, 디지털 기기를 바르게 사용하는 방법을 알아보아요.

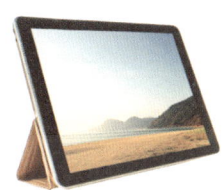 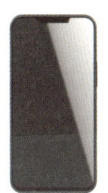

배움 더하기 — 디지털 성폭력이 무엇인지 알아보기

1. 디지털 성폭력이 무엇인지 알아보아요. 마루와 선생님의 대화를 읽고, 빈칸에 들어갈 말을 따라 써보세요.

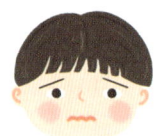 스마트폰이 있어서 좋긴 한데, 가끔 힘들어요. 아는 형이 이상한 사진을 보내요.

그건 | 디 | 지 | 털 | 성 | 폭 | 력 | 이야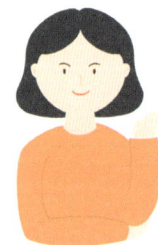

스마트폰 이나 태블릿PC 를 많이 사용하게 되면서, 디지털 성폭력도 늘어났단다.

2. 디지털 성폭력과 관계있는 도구에 모두 ○표 하세요.

1
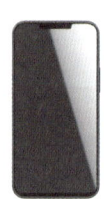
스마트폰
(   )

2
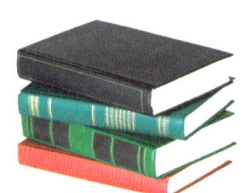
책
(   )

3
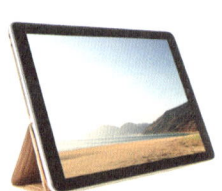
태블릿PC
(   )

3. 디지털 성폭력을 하지 않으려면 어떻게 해야 할까요? 빈칸에 들어갈 말을 따라 쓰고 읽어보세요. 그림 속 잘못된 행동 위에는 X 붙임딱지를 붙이세요.

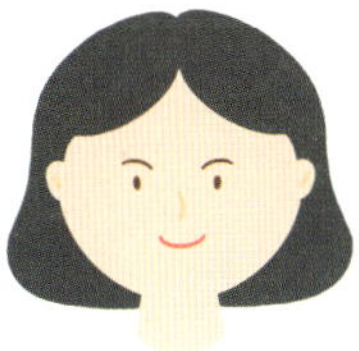

디지털 성폭력은, 스마트폰이나 태블릿PC와 같이 디지털 기기나 기술을 통해서 발생하는 성폭력이에요.

1 사진을 찍을 때, 조심해요.

다른 사람의 **사진** 을 함부로 찍으면 성폭력이에요.

사진을 찍기 전, "사진 찍어도 될까?" **동의** 를 받고 찍어야 해요.

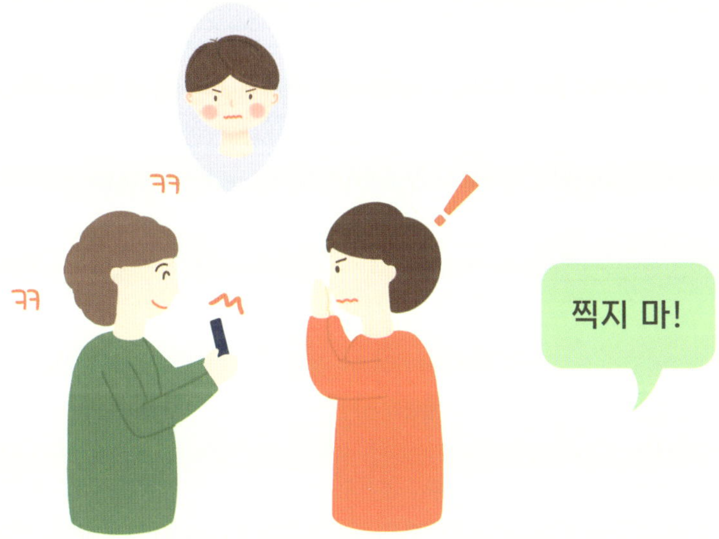

찍지 마!

또, 사진을 찍을 때는 **배경** 에 다른 사람이 **나오지** **않도록** 조심해요. 다른 사람이 나왔다면, 바로 지워요.

2. 다른 사람의 사진을 함부로 보내지 않아요.

동의를 구하고 찍은 사진이라도, 다른 사람에게 함부로 보내면 성폭력이에요.

사진을 함부로 | 보 | 내 | 지 | 않 | 아 | 요 | .

온라인 대화방이나 인터넷에 올려도 안 돼요.

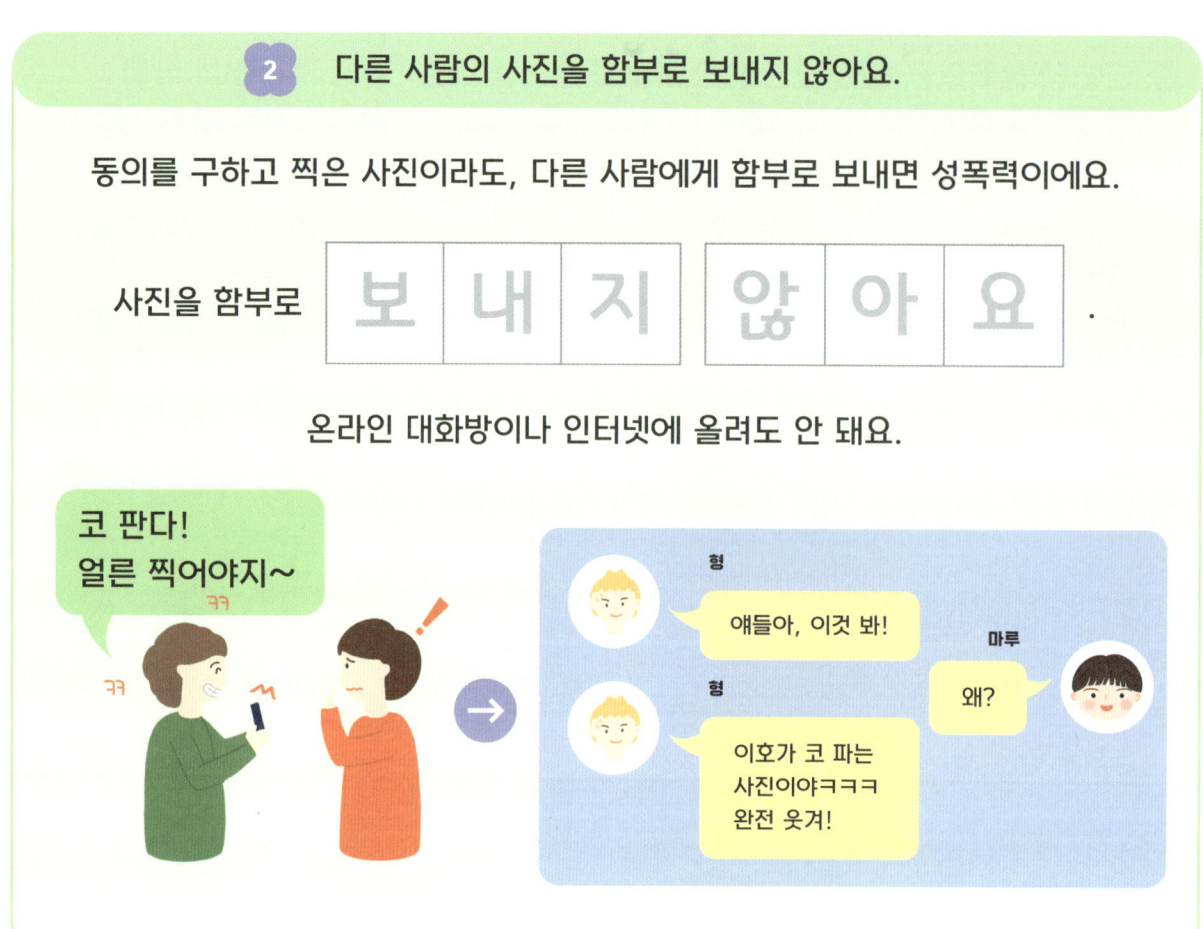

3. 상대방이 싫어하면, 사진이나 메시지를 보내지 않아요.

상대방이 " 싫 어 .", " 그 만 해 ".

라고 얘기했는데 계속 사진이나 메시지를 보내면, 성폭력이에요.

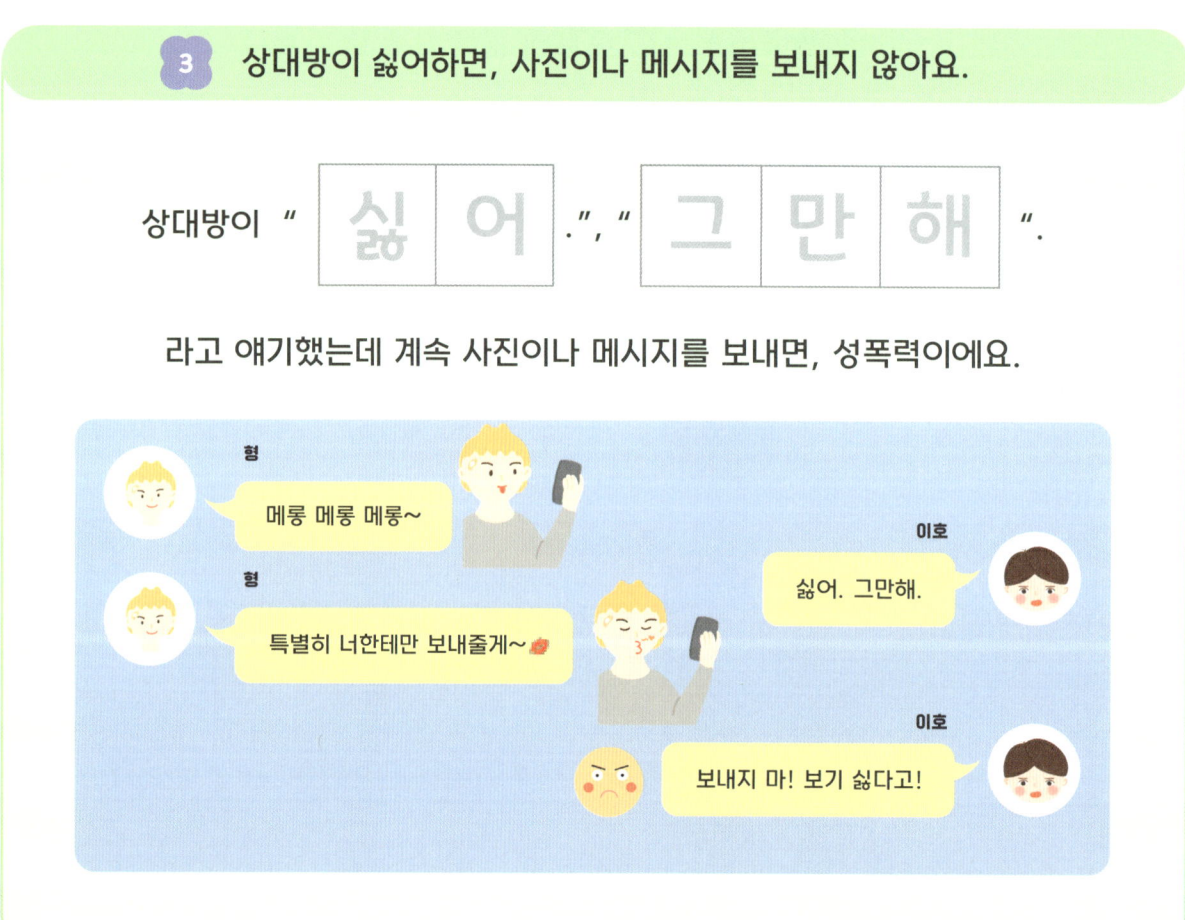

배움 곱하기 — 개인정보 관리하기

1. 개인정보란 무엇이고, 어떻게 지켜야 할까요? 빈칸에 들어갈 말을 따라 쓰고 대화를 읽어보세요.

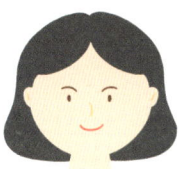

이름, 나이, 학교, 주소, 전화번호…….
다른 사람한테 함부로 알려주면 안 되는 것, 잘 알고 있죠?

네! 그건 개인정보 잖아요.

'나'랑 우리 가족만 알아야 해요.

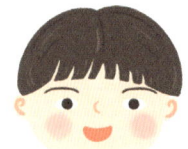

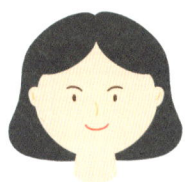

맞아요. 개인정보는 소중하게 지켜야 해요.
요즘엔 온라인 대화나 게임에서 만난 사람들이 개인정보를 물어보기도 해요. 조심해야 해요.

2. 앗! 종이를 버리려고 하는데, 개인정보가 쓰여 있어요. 개인정보인 것에 검은색 붙임딱지를 붙여서 가려주세요.

도서관 대출 목록

이름: 이마루

나이: 11살

학교: 스마일 초등학교

주소: 사랑마을 미소아파트 101동

전화번호: 010-12**-34**

빌린 책: 똑똑 지구탐험대 ②, 수학 박사 ⑤

- 미소 도서관 -

3. 이서와 지토가 위험에 처해있어요. 여러분이 말풍선을 채워서 이서와 지토를 도와주세요. 보기에서 알맞은 말을 찾아, 말풍선 안에 써보세요.

보기

좋은 생각이야!
알려줘도 돼.

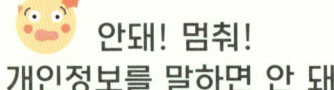
안돼! 멈춰!
개인정보를 말하면 안 돼.

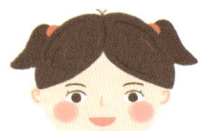
오픈 채팅방에서 새 친구를 사귀었어!
그런데 우리 집에 선물을 보내주겠대.
주소를 알려줘도 될까?

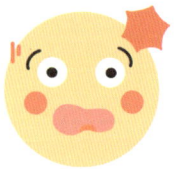

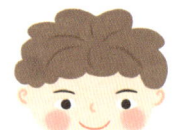
게임 채팅에서 알게 된 형이
만나서 같이 게임을 하재. 맛있는 것도 사준대!
이름이랑 학교를 알려줘도 될까?

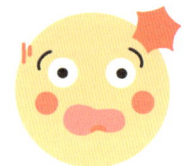

4. 아래 약속을 읽고, 오늘 날짜와 나의 이름을 적어보세요.

약속하기

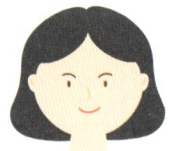
온라인 상황에서 새로운 사람을 알게 되었을 때,
가족이나 선생님께 꼭 말씀드려요.

_____ 년 ____ 월 ____ 일 ____ 요일

이름: _____ (서명)

스스로
마음을 가꾸는
일상 속

성교육

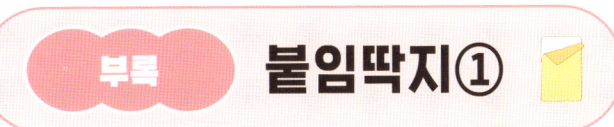

p.14) 사춘기 감정의 변화 알아보기

잠깐 기다려주세요.   생각할 시간이 필요해요.   혼자만의 시간이 필요해요.   잠시 혼자 있고 싶어요.

p.19~20) 발기와 몽정의 대처 방법 알아보기

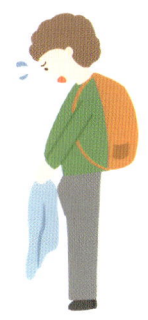 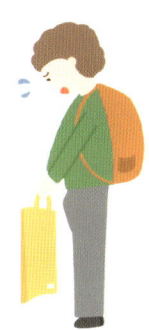 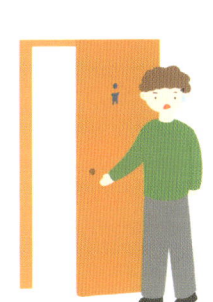  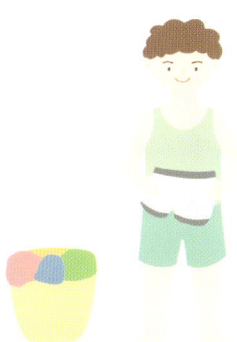

p.26) 생리를 처음 시작했을 때 대처 방법 알기

생리대 포장을 열고 생리대를 꺼낸다.

팬티 가운데에 생리대를 붙인다.   새 생리대 포장지로 감싼다.

생리대의 날개를 팬티 뒤에 붙인다.   휴지통에 버린다.

앞뒤로 잘 붙었는지 확인한다.

생리대를 다 쓴 후에는 생리대를 돌돌 만다.

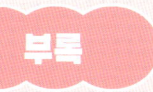

부록 붙임딱지 ②

p.27) 긴급 상황! 이서를 도와주세요!

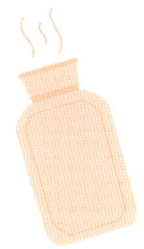 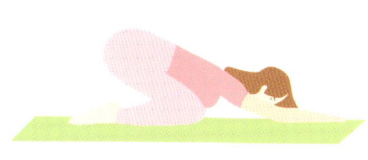 

p.55) 머리는 언제, 어떻게 감아야 할지 알아보기

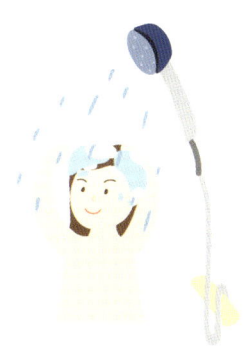 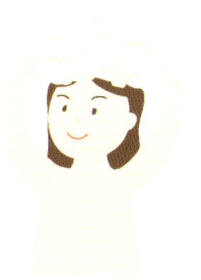 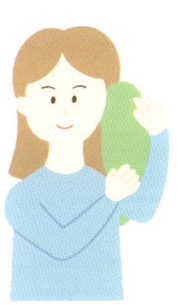

p65) 하루 습관표 만들기

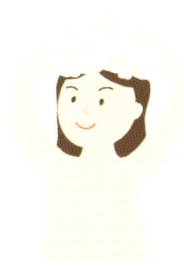 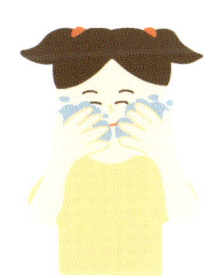 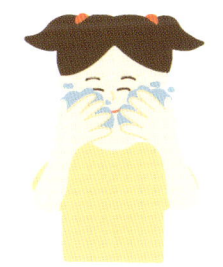 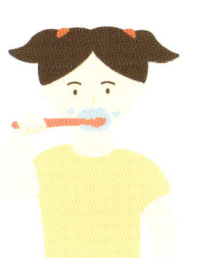

p69) 생리가 옷에 묻었을 때의 대처 방법 알기

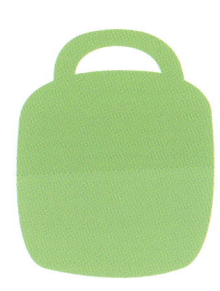 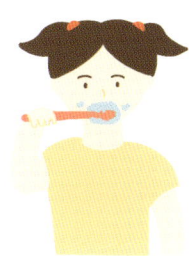 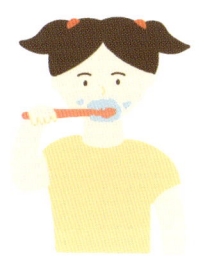

선생님, 옷에 생리가 묻었어요.

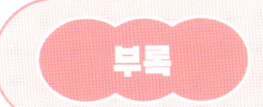

p.78) 아기가 생기는 과정 알아보기

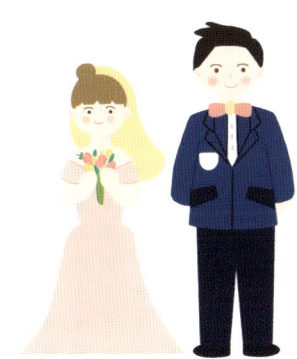 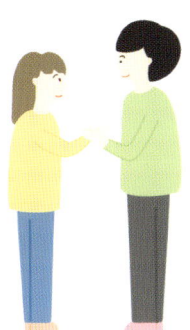

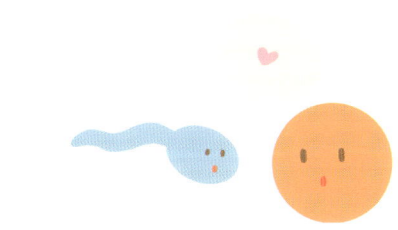 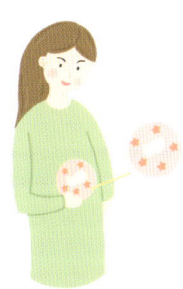

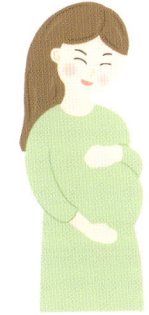 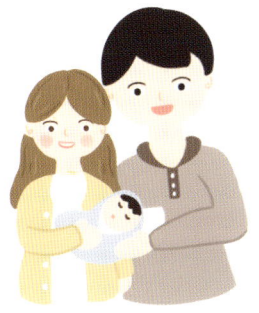

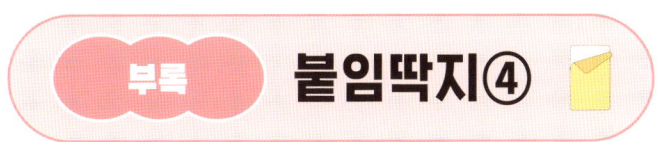

p.82) 아기가 생기는 과정 알아보기

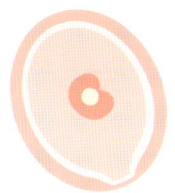 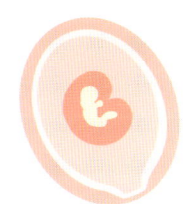 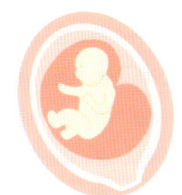 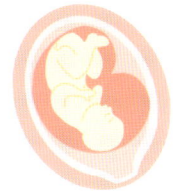

p.83) 임산부를 배려하는 방법 알아보기

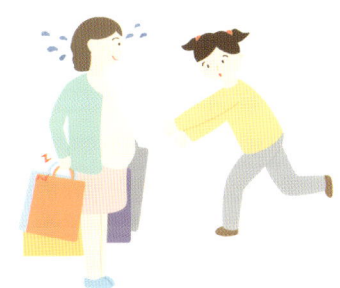 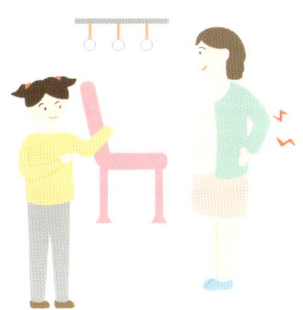 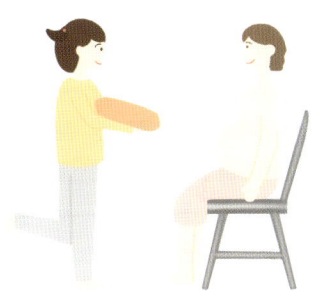

부록 붙임딱지⑤

p.88) 아기가 자라는 과정 알아보기

야호!
드디어 태어났어요.
하루종일 잠을 자야 해요.

엄마 손을 잡고 걸음마를 해요.
기저귀를 해야 하고,
아직 말을 못해요.

혼자 걷고 킥보드를
탈 수 있어요.
스스로 하려는 모습이 많아져요.

학교에 다니면서
공부를 하고,
친구도 많아져요.

p.91) 어린이 이후의 성장과정 알아보기

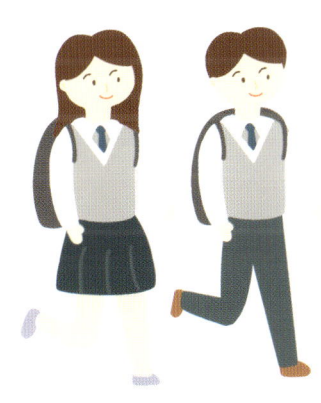

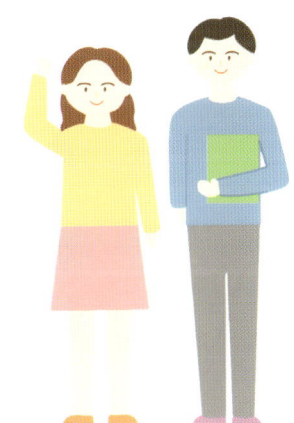

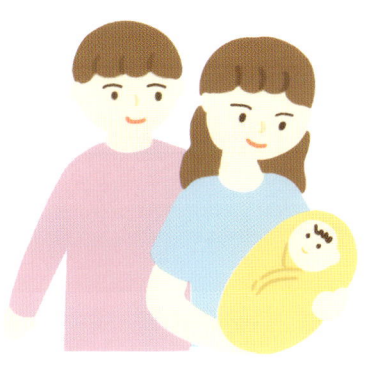

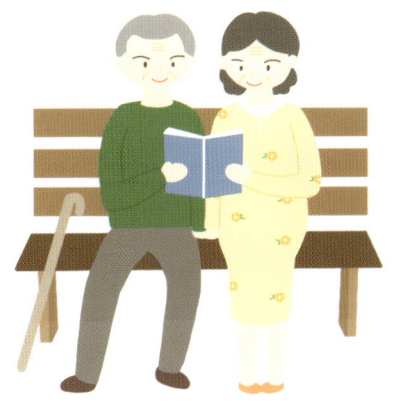

부록 붙임딱지 ⑥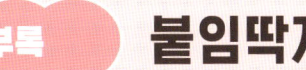

p.107) 마음을 존중하며 거절하기

아니, 오늘은 몸이 안 좋아서 자전거를 타고 싶지 않아.

미안하지만, 연필이 하나밖에 없어.

미안, 휴대폰은 너무 소중해서 줄 수 없어.

안 돼. 엄마한테 미리 말씀을 못 드렸어. 다음에 같이 놀자.

p.113) 동의에 대한 대답을 존중하기

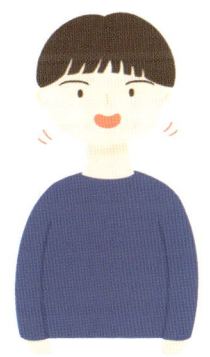
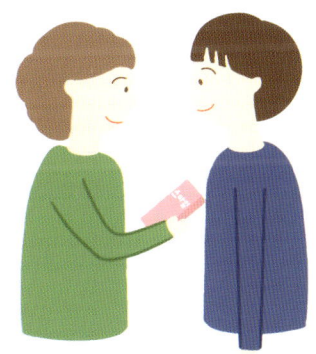
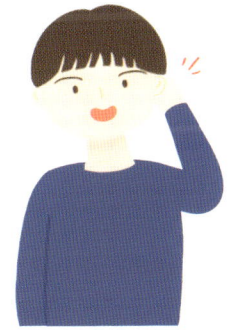

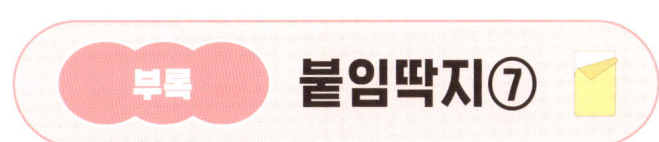

p.125) 친구가 싫어하는 행동은 하면 안 돼요.

만지지 마!
기분 나빠!

p.127) 성폭력인 상황 알아보기

이건 성폭력이에요!   이건 성폭력이에요!

p.134) 성폭력 위험 상황을 알고 대처하는 방법 배우기

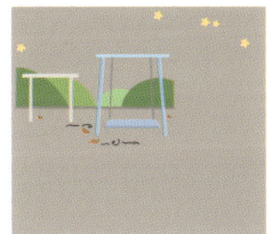 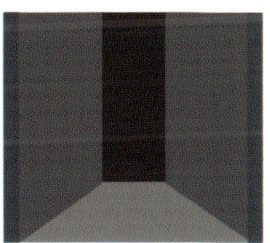 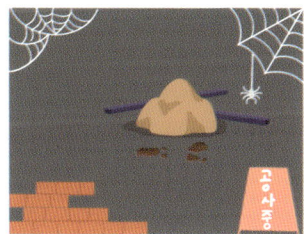

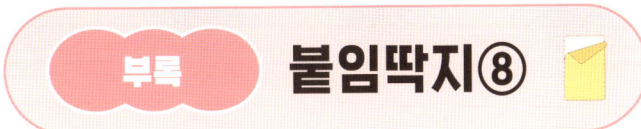

p.143) 디지털 성폭력이 무엇인지 알아보기

✗ ✗ ✗ ✗

p.145) 개인정보 관리하기

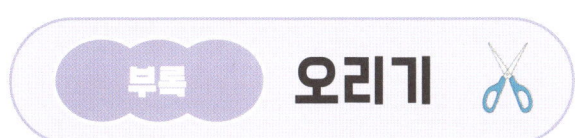

―――― 자르는 선
------ 접는 선

p.43

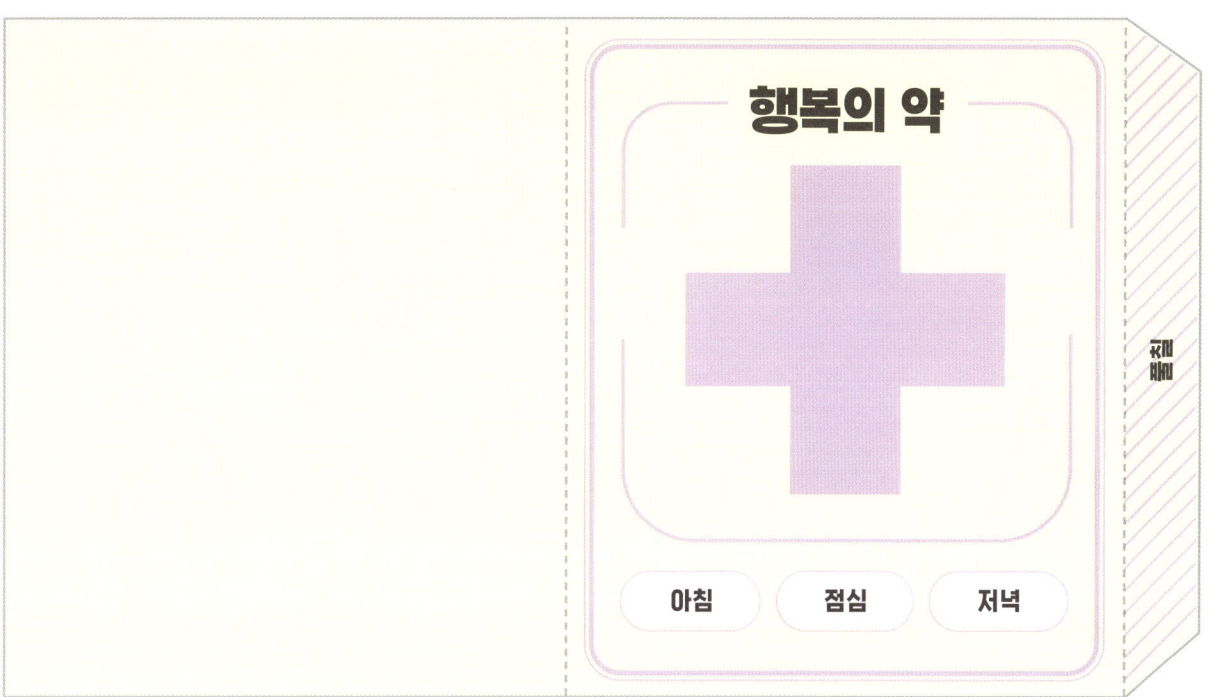

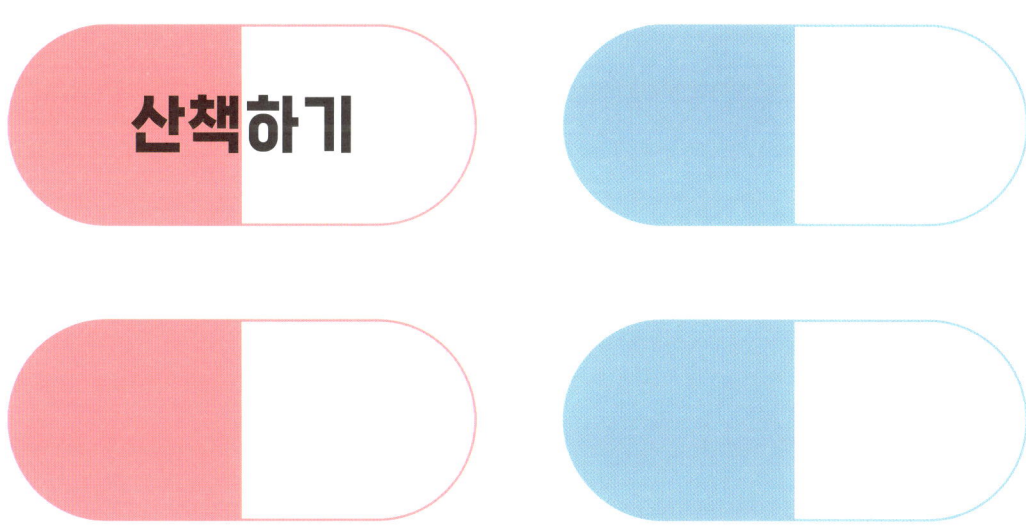

p.65

( )의 하루 습관표

사춘기편

스스로 마음을 가꾸는 일상 속

성교육

- 선생님·보호자용 성교육 가이드 -

모듀

스스로 마음을 가꾸는 일상 속 성교육

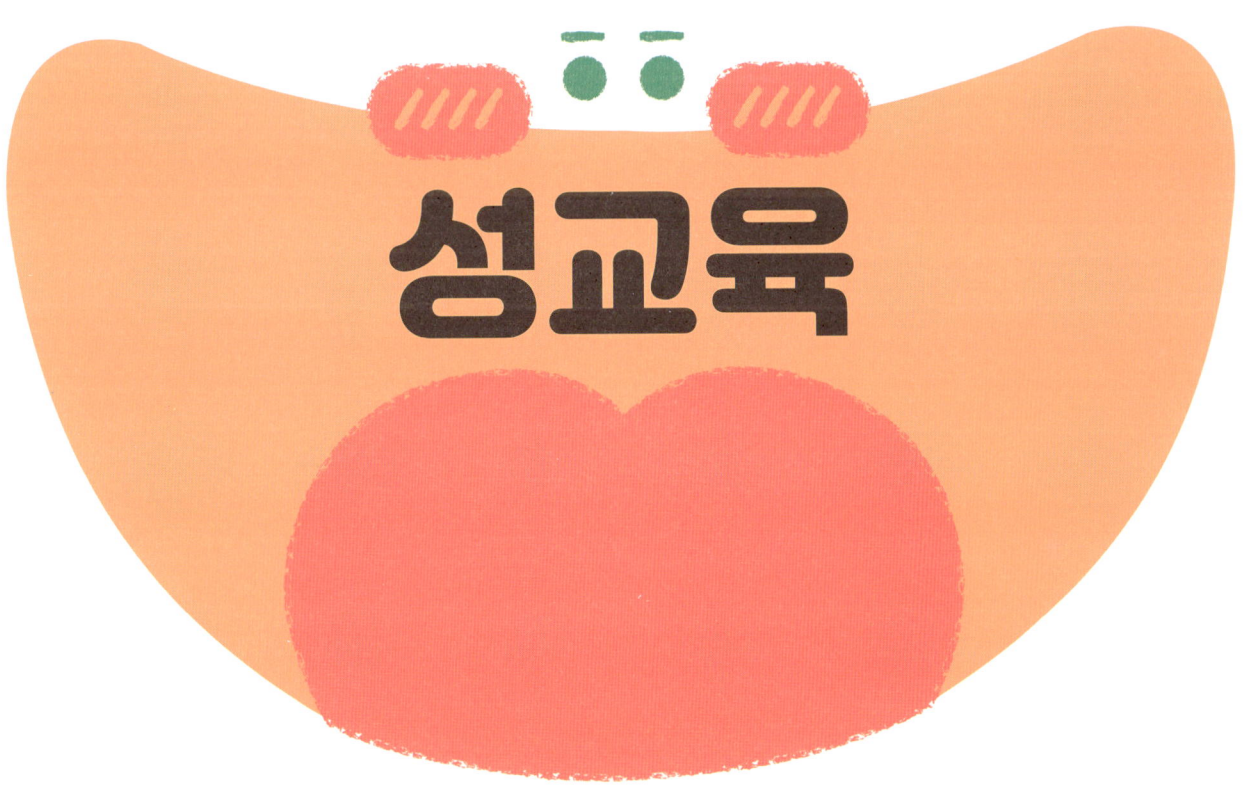

― 선생님·보호자용 성교육 가이드 ―

아이들을 지도하시는 선생님과 보호자님께 도움을 드리고자 작성한 가이드입니다. 막막하게 느껴질 수 있는 성교육을 더 재미있고 알차게 접하실 수 있기를 바랍니다.

1. 구성

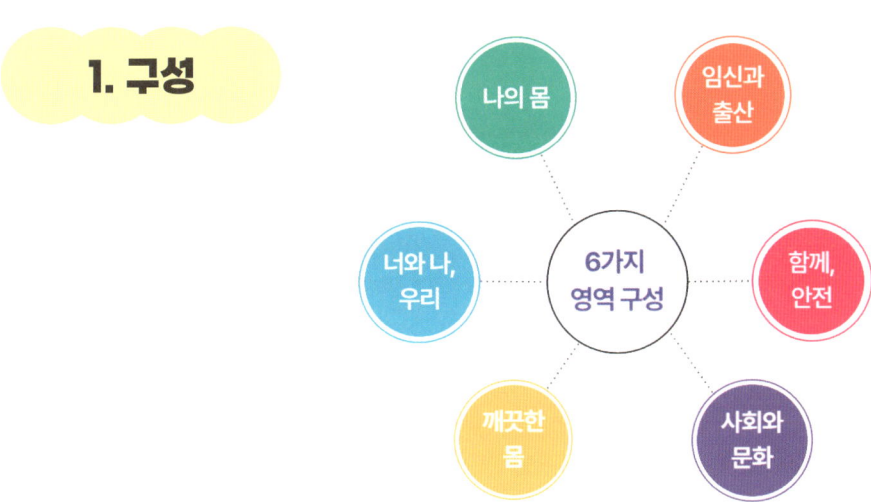

스마일 성교육 사춘기편은 총 6가지 영역으로 구성했습니다. 유네스코 「국제 포괄적 성교육 가이드라인」과 교육부 「성교육 표준안」을 기준으로 영역을 나누었고, 아이들에게 필요한 내용을 빠짐없이 촘촘하게 담았습니다. 사춘기편은 **사춘기**와 **성장**을 알아보고, 이를 바탕으로 '나' 주변의 가족과 친구 간의 관계를 가꾸며, 성폭력과 미디어로부터 나를 지키는 방법을 체득하고 실천하는 데 중점을 두고 있습니다.

내용 영역	내용 요소	단원
나의 몸(인간 발달)	• 사춘기로 인한 몸의 변화 • 사춘기로 인한 감정의 변화 • 생식기의 명칭(음경과 음순) • 발기와 몽정 대처 방법 • 자궁과 생리	1단원. 나의 몸이 변해요 2단원. 나의 마음도 변해요
임신과 출산(인간 발달)	• 아기의 발달 과정 • 부모의 역할 • 가족의 의미와 역할 • 임산부 배려 방법	4단원. 가족이 탄생해요
깨끗한 몸(성건강)	• 머리 감는 방법 • 여드름 관리하는 방법 • 치아 관리 방법 • 청결 루틴 만들기 • 사춘기 생식기 관리 • 생리 주기와 청결 관리	3단원. 나의 몸을 깨끗하게 관리해요
너와 나, 우리(인간관계)	• 감정의 변화 인식 • 감정의 종류 • 감정 조절 • 마음 건강 유지 • 동의와 거절 • 거절 표현 방법	2단원. 나의 마음도 변해요 5단원. 친구와 친해지고 싶어요
함께, 안전(대처 기술)	• 성폭력 인지와 구별 • 성폭력 대처	6단원. 몸과 마음을 안전하게 지켜요
사회와 문화(미디어)	• 디지털 성폭력 • 온라인 예절 • 개인정보 관리	6단원. 몸과 마음을 안전하게 지켜요

2. Q&A

Q. 아이가 성에 관한 돌발 질문을 할 때 대처하기 어렵고 당황스러워요.

아이들이 성장하며 자신과 타인의 몸에 대해 자연스럽게 관심을 갖거나, 여러 매체를 통해 성 관련 소재를 접하여 양육자에게 직접적이고 돌발적인 질문을 할 때가 있습니다. 이때 양육자는 아이에게 정답을 알려줘야 한다는 부담감을 느끼기도 하고 아이가 어떤 경로로 그런 호기심을 갖게 되었을지 몰라 불안해지기도 합니다. 우선은 아이의 말을 평이하게 되물으며 "~를 말하는 거지? ~한 부분이 궁금했어?"와 같이 자연스레 호기심을 확인하고 질문을 받아주는 것이 좋습니다. 이때 중요한 것은 아이가 양육자의 피드백(태도)을 통해 '내가 뭔가 잘못 말했나? 더 얘기하면 안 되는 건가?'라고 느끼지 않도록 해주는 것입니다. 복잡하게 돌려 말하거나 숨길 필요는 없습니다. 양육자께서 설명이 가능한 정도로만 답해주시고, 아이의 궁금증이 해소되지 않았다면 이를 계기로 교육자료를 권하거나 함께 찾아보며 성교육의 기회로 삼아주세요. 아이의 질문에 순간적으로 어색한 반응을 보였더라도 "갑자기 얘기하려니 생각이 안 났는데…"와 같이 부드럽게 분위기를 풀어주신 후 다시 소통의 기회를 가지면 좋겠습니다.

Q. 저도 성교육을 잘 몰라요, 그런데 아이에게 가르치려고 하니 민망해요.

우리는 이미 일상에서 수시로 성교육을 하고 있습니다. 아이들이 성장하는 과정에서 자신의 신체와 마음을 들여다보고 돌보는 법을 알려주고 있으며, 타인의 존재 또한 소중히 여기고 조심스럽게 대해야 한다는 것을 깨닫도록 지도해왔습니다. 다만 이제는 아이의 성장에 발맞추어, 사회적으로 통용되는 용어와 지식을 아이가 습득하고 자기 삶에 적용하도록 해주려는 것뿐입니다.
그 상세한 지도 과정은 아이가 속한 문화와 환경, 지도하는 사람(주 양육자, 보호자, 교사 등)의 생각에 따라 조금씩 달라질 수 있습니다. 물론 전문적인 지식과 검증된 조언도 필요하겠지만, 더욱 중요한 것은 '아이의 특성을 잘 이해하는 사람'이 지도해야 한다는 점입니다. 아이의 발달을 지켜보고 성장 단계에서의 고민을 함께 마주하며, 그의 자립을 응원하시는 분이라면 누구나 성교육을 하실 수 있습니다.

Q. 성교육을 괜히 가르쳐서 아이가 성에 관심을 가지게 될까 봐 걱정이에요.

아이가 성을 접하고 성에 대해 호기심을 갖는 것은 자연스러운 성장 과정의 일부로, 이를 억지로 막거나 숨기기는 어렵습니다. 또래나 미디어를 통해 정확하지 않은 용어와 지식을 배우기보다는 바른 성교육을 통하여 제대로 된 지식과 태도를 갖추어야 합니다.
아이들은 정확한 용어와 성 지식을 알지 못해서 어려움을 겪기도 합니다. 아프거나 불편한 부위를 정확하게 표현하지 못하거나, 성적 충동이나 자신이 추구하고 싶은 감각을 누군가에게 설명하지 못할 수 있습니다. 성적 호기심을 표현하는 것을 부끄러운 일로 여겨 속앓이를 하기도 합니다. 또한, 성적 호기심을 돌발 행동으로 나타내어 어려움을 겪는 모습도 종종 볼 수 있습니다. 아이들이 성장하며 겪게 되는 이러한 어려움을 잘 극복하도록 돕기 위해, 성교육은 필수로 이뤄져야 합니다. 다만 생활연령에 비해 지나치게 어려운 용어나 적나라한 표현 등은 어른의 선에서 정리해 주거나 용어의 수준을 쉽게 바꾸어 지도해주시면 좋겠습니다. 아이의 호기심을 외면하기만 하다가 아이가 사춘기가 되고 어른이 되면, 그때는 이미 가치관이 형성되었기 때문에 새로이 배우기가 어렵습니다. 어릴 때부터 자연스럽게 배워야 아이도 자기 몸의 변화를 쉽게 받아들일 수 있을 것입니다.
'스마일 성교육'이 그 기초를 차근차근 다지는 데 도움이 되길 바랍니다.

Q. 아이의 신체 발달이나 성 행동 발달이 또래와 다른 것 같아 걱정돼요.

아이마다 신장과 체중 발달이 다르듯 2차 성징에서도 개인차가 나타납니다. 이는 감정의 구체적인 발달, 성에 대한 관심, 무의식중에 보이는 성행동에서도 드러납니다. 양육자께서는 평균적인 발달(표준)과 아이의 발달을 견주어 보며 불안을 느끼시며, 그 차이로 인한 양육의 어려움(특히 또래 형제가 있다면 형제 관계 중재의 어려움), 아이가 타인과 자신을 비교하며 스트레스를 받는 것에 대한 안타까움으로 인해 힘들어하시기도 합니다. 이때 양육자께서는 아이의 사춘기 초입부터 성인이 될 때까지 꽤 긴 시간 동안 아이에게 끊임없이 변화가 일어날 것이라는 점을 되새겨주시기 바랍니다. 어른이 된 모두가 이미 겪었지만 희미해져 버린 '그 시기'는 우리의 기억보다 더 긴 여정이랍니다. 소통의 고리를 포기하지 않는 한, 아이와 양육자께 주어진 그 시간을 의미 있게 보내실 수 있을 것입니다.

Q. 아이의 사춘기가 두려워요. 사춘기를 가볍게 지나가려면 어떻게 해야 할까요?

사춘기는 신체적·정신적 변화가 급격하게 일어나는 시기로, 성인기로 나아가기 위한 자연스러운 성장 과정입니다. 이 시기에 아이는 독립적인 존재로서의 정체성을 형성하며 양육자와의 관계에서도 변화를 경험하게 됩니다.

양육자께서는 사춘기를 부정적으로 바라보시기보다는 아이가 멋진 어른으로 성장하기 위한 전 단계로서 이해해 주시고, 아이 역시 사춘기가 무척 소중하고 필수적인 시기임을 알도록 해주세요. 양육자와 아이가 함께 '사춘기 목표'를 설정하며, 아이가 스스로 자기 몸을 관리하는 책임을 갖게 해주심과 동시에 자기 몸과 감정에 대한 부분에서 스스로 선택하고 결정할 기회 또한 주시면 좋겠습니다. 장애가 있는 경우, 각각의 자조 기술 중에서 작은 부분(활동의 순서, 역할, 도구의 종류 등)이라도 아이가 주체적으로 결정할 수 있도록 해주시면 '자기 결정력'을 키우는 데에 도움이 됩니다.

Q. 미디어 노출로 인해 아이가 잘못된 것을 배울까 걱정이에요. 미디어를 제한하거나 최대한 늦게 접하도록 하는 게 좋을까요?

미디어는 아이가 다양한 정보를 접하고 세상을 이해하는 중요한 창구 중 하나입니다. 미디어를 모두 제한하는 것은 디지털 문해력을 기르고 또래 관계를 유지하는 데 어려움을 줄 수 있습니다. 다만 미디어에 무분별하게 노출될 경우 왜곡된 정보나 부적절한 콘텐츠를 접할 위험도 있기에 적절한 조절과 가이드가 필요합니다.

아이가 미디어를 처음 접함과 동시에 건강한 미디어 사용 습관을 형성하도록 지도해주세요. 성교육 측면에서는 아이가 접하는 정보나 미디어에서 만나는 사람이 전부 '진짜'인 것은 아니라는 점을 알려주는 것이 중요합니다. 처음에는 아이가 미디어에서 어떤 콘텐츠를 접하고 있는지 양육자께서 흥미와 관심을 보이며 공유해주시는 노력이 필요하고, 이후에는 아이가 자주 본 내용에 대해 이야기하면서 자연스럽게 오해를 바로잡거나 우려되는 점을 짚어주시는 것이 좋습니다. 평소 이러한 소통의 기회를 갖지 않다가 갑작스럽게 미디어 시청 시간을 제한하거나 접근을 차단하면 아이는 그 공백을 채우기 위해 다른 부정적인 자극을 찾거나 양육자께 반발심을 보일 수 있습니다.

양육자께서 통제라기보다는 관심과 보호의 관점에서 아이에게 개입하여 바른 미디어 사용 습관을 지도해주신다면, 미디어는 아이의 성장에 긍정적인 자극을 주는 하나의 도구로서 빛을 발할 것입니다.

Q. 교재로 성교육을 배울 수 있을까요? 그리고 성교육, 어디까지 교육해야 할까요?

교재와 더불어 일상에서의 실천이 병행된다면 더욱 효과적일 것입니다. 이 교재는 일상 속의 다양한 과제를 내용 영역에 따라 엮어냈으므로, 순서대로 배우다 보면 무조건적인 '안 돼!'가 아닌, 아이들도 공감할 수 있는 '안 돼!'의 상황을 알게 될 것입니다. 따라서 아이의 경험과 연관 지어 교재를 학습하는 것을 추천합니다.

성교육은 단편적인 정보 전달이 아니라, 일상 속에서 아이들이 안전하게 성장할 수 있도록 돕는 과정입니다. 이 교재는 관계, 책임감, 감정, 동의, 존중 등 감정과 관계의 요소를 강조합니다. 아이들이 자신의 몸을 소중히 여기고, 건강한 관계를 맺으며, 책임 있는 결정을 내릴 수 있도록 도와야 합니다. 따라서 교재를 활용하는 것뿐만 아니라, 보호자가 지속적으로 관심을 가지고 대화하며 함께 배워 나가는 것이 중요합니다.

3. 단원별 지도 가이드

1단원: 나의 몸이 변해요

(1) 사춘기의 시작

교재 내용	저자의 비밀노트
배움 열기: 사춘기가 무엇일까요? **배움 더하기** ▶ 사춘기 몸의 변화 알아보기 ▶ 사춘기 감정의 변화 알아보기 **배움 곱하기** ▶ 너도나도 다른 사춘기 살펴보기	• 사춘기가 시작되며 몸과 마음에 일어나는 변화를 알아보는 단원입니다. 아직 사춘기가 오지 않았다면 미리 알아보며 대비할 수 있고, 사춘기가 왔다면 "아 그래서 그랬구나!"하며 이해할 수 있습니다. • 사춘기 시기의 '몸'에서는 2차 성징이 일어나며, '마음'은 보호자의 보호에서 벗어나 자아를 확립해갑니다. 작은 사안이라도 스스로 선택할 수 있게 하여 자기 결정력을 높여주는 것이 좋습니다. • 호르몬으로 인한 감정 기복을 문제행동 대신 올바른 의사소통 방법으로 표현하는 방법을 알려주는 것이 필요합니다. • 사춘기는 빠르면 8~9세, 늦으면 13~14세에 시작됩니다. 사람마다 시작 시기가 다르므로 너무 빠르거나 늦다고 걱정하기보다는, 건강하게 성장하는지에 집중하는 것이 중요합니다.

(2) 남자 몸의 변화

교재 내용	저자의 비밀노트
배움 열기: 나도 털이 날까요? **배움 더하기** ▶ 음경 알아보기 ▶ 발기와 몽정의 대처 방법 알아보기 **배움 곱하기** ▶ 지토에게 조언해주기	• 사춘기 남자 청소년에게 느닷없이 음경이 커지고 딱딱해지는 것은 자연스러운 일입니다. 야한 장면을 떠올리거나 성적인 충동이 들지 않아도 일어날 수 있는 일이니, 이를 무조건 성적 충동과 연관짓지 않도록 주의해야 합니다. • 발기와 몽정을 숨기기보다는 정확히 이해하고 관리하도록 알려주는 것이 필요합니다. 발기와 몽정을 부끄럽게 여기면 왜곡된 성 인식이 생길 수 있습니다. 적절한 교육은 몸에 대한 긍정적인 태도를 갖는 데에 꼭 필요합니다. • 남자아이들은 공적 장소에서 음경을 만지면 안 된다는 것과 갑자기 발기되었을 때의 대처 방법을 알아야 합니다. 공적 장소와 사적 장소를 구분하는 것부터가 교육의 시작입니다. 해당 내용은 스마일 성교육 어린이편에 수록되어 있습니다.

(3) 여자 몸의 변화

교재 내용	저자의 비밀노트
배움 열기: 내가 브래지어를 해야 한대요! **배움 더하기** ▶ 음순과 자궁 알아보기 ▶ 생리를 처음 시작했을 때 대처 방법 알기 **배움 곱하기** ▶ 긴급 상황! 이서를 도와주세요!	• 브래지어에는 다양한 종류가 있습니다. 와이어 브래지어, 노와이어 브래지어, 스포츠 브라, 패드 내장형 나시 등 아이들이 자신에게 적합한 브래지어를 선택할 수 있도록 도와주세요. • 이 교재에서는 '월경'을 일상적인 용어로 사용되는 '생리'로 표현하였습니다. '생리'는 원래 생리적 현상을 뜻하는 단어에서 유래하여, 직접적인 표현을 피하려는 경향이 반영된 용어입니다. 공식적인 표현은 '월경'이므로 아이의 수준에 따라 '월경'이라는 용어를 가르쳐 주셔도 좋습니다. • 갑자기 생리가 시작되면 아이가 많이 놀랄 수 있습니다. 꼭 미리 생리에 대해 이해하고, 대처할 수 있도록 알려주세요. • 교재에서는 언제든 구해서 사용할 수 있는 보편적인 일회용 생리대의 내용을 담았습니다. 초등학생의 경우 생리팬티도 많이 입지만, 그럼에도 바깥에서 언제나 활용할 수 있는 일회용 생리대 사용 방법을 알고 있는 것이 좋습니다.

함께 보기 좋은 그림책

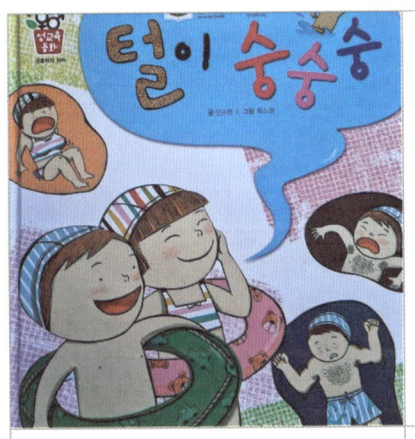
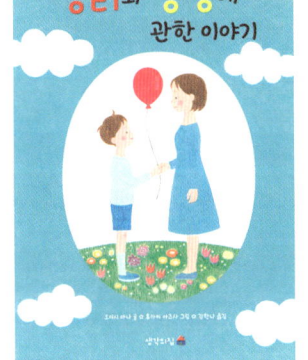
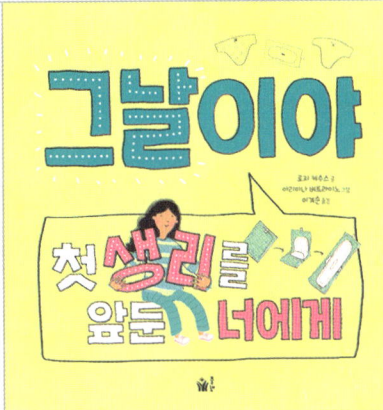

털이 숭숭숭 - 민수현·옥소정 (별똥별)	생리와 생명에 관한 이야기 - 오이시 마나·후카이 아즈사 (생각의집)	그날이야 - 로지 케수스·아리아나 베트라이노 (풀빛)
• 남성과 여성의 생물학적 차이를 중점적으로 알려주는 책입니다. • 아이가 사춘기가 되었을 때 몸의 변화를 시각적으로 보여줍니다. 털이 나고, 목소리가 변하고, 근육이 발달하는 등의 특징을 자연스럽게 받아들일 수 있습니다. • '남자와 여자의 수영복이 왜 다른지', '몸을 왜 소중하게 여겨야 하는지'를 이야기로 풀어 자연스럽게 이해할 수 있습니다.	• 생리에 대한 이해를 높일 수 있으며 동시에 생명의 탄생에 대해서도 배웁니다. • 자궁과 음순의 구조가 그림으로 자세히 설명되어 있습니다. 생리를 앞둔 여자아이뿐만 아니라 모든 아이들이 생리와 생명의 관계를 이해할 수 있는 책입니다. 남자아이들도 함께 보기 좋습니다. • 생명의 시작 과정이 시각적으로 표현되어 있어 신체와 성에 대한 개념을 익히는 데 도움을 줍니다.	• 주인공인 사미라의 "생리가 도대체 뭐예요?"라는 질문으로 시작합니다. 아직 생리를 시작하지 않은 아이들을 위해 '왜 생리를 하는 것인지', '어떤 변화가 나타나는지', '생리대는 어떻게 사용하는지'에 대해 설명해주고 있습니다. • 아이가 생리를 편안하게 받아들일 수 있게 다정하게 설명해주며, 그림도 친절하게 표현되어 있어 생리를 처음 겪는 아이들에게 도움이 됩니다.
#사춘기 #남자와 여자의 차이	#생명의 시작 #생리	#초경 #생리

2단원: 나의 마음도 변해요

(1) 자꾸만 변하는 나의 감정을 알아봐요

교재 내용	저자의 비밀노트
배움 열기: 자꾸만 짜증이 나요. **배움 더하기** ▶ 감정에 이름 붙이기 **배움 곱하기** ▶ 하루 동안의 나의 감정 나타내기	• 교재의 예시 외에도 아이가 특정한 감정의 양상을 보일 때, "지금 기분이 ~하구나."와 같이 감정에 이름을 붙여주시면 도움이 됩니다. • '몰라요.', '귀찮아요.', '짜증 나요.'로만 감정을 드러내는 아이라 하더라도 자신의 상태가 사춘기의 자연스러운 모습임을 인지하고 있는 것은 중요합니다. 이 시기에 여러 감정을 들여다보며 조절하는 힘을 기른다면 멋진 청소년으로, 어른으로 성장하게 될 것이라고 항상 격려해 주세요. • 아이가 부정적인 감정을 발산한 후, 진정하고 대화할 수 있는 분위기가 되었을 때 '아까(~할 때) 기분이 어땠어?'와 같이 아이 스스로 자신의 상황과 감정을 표현하도록 기회를 주세요. 먼저 아이의 답변에 대해 '~했어?', '~해서 그랬어?'와 같이 확인해주신 후, 극단적인 언어 표현이나 공격적인 행동 등 지도가 필요한 부분을 짚어주세요.

(2) 감정을 다스리는 방법을 배워요

교재 내용	저자의 비밀노트
배움 열기: 너무 속상할 때는 어떻게 해야 하나요? **배움 더하기** ▶ 감정을 다스리는 방법 알아보기 **배움 곱하기** ▶ 감정 처방전 쓰기	• 먼저 아이 스스로 '건강하고 편안하고 행복한 나'는 어떤 상태인지, 편안함을 벗어난 상태엔 어떻게 변하는지 인지하도록 해주세요. • 부정적인 감정을 소화하고 대처하는 기술은 단시간에 체화되지 않습니다. '마음 처방전'을 생활 속에서 충분히 실천하며, 점진적인 발전을 확인하고 자존감을 높이도록 해주세요. • 아이의 감정이 이미 극에 달해 상대방에게 피해를 주며 거친 방법으로 표현할 때, 이를 제압하기보다는 우선 타인과 물리적 거리를 두고 스스로 진정하도록 기다려주세요. • 감정을 다스리는 방법으로서 음식을 택할 때는, 건강에 해가 되지 않는 음식의 종류와 양을 선택하도록 양육자와 함께 정해주세요. 식습관 지도, 영양교육과도 병행할 수 있습니다.

(3) 내 마음을 튼튼하게 가꿔요

교재 내용	저자의 비밀노트
배움 열기: 좋아하는 일을 하면 마음이 튼튼해져요. **배움 더하기** ▶ 여러 가지 취미 활동 알아보기 **배움 곱하기** ▶ 취미 네 컷 완성하기	• 초등학교 중학년을 거치며 아이들은 자기 자신과 가족을 벗어나 확장된 세계의 인물과 관계를 맺어갑니다. 또래, 주변 어른, 미디어 너머의 사람들을 통해 자연스럽게 여가와 취미를 탐색하도록 해주시되, 그 과정을 자연스럽게 가족과 공유하게 함으로써 위험 요인도 주기적으로 확인해 주세요. • 취미와 여가를 사진이나 일기 등의 형태로 기록해 둔다면 추후 또래들에게 자신을 표현하고 소통할 기회로 삼을 수 있습니다. 또한 그 기록을 주기적으로 돌아보며 자신이 어떤 순간에 행복했는지 인식함으로써 자아정체성을 확립해 갈 수 있습니다.

함께 보기 좋은 그림책

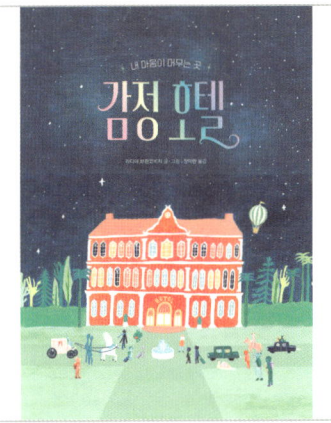		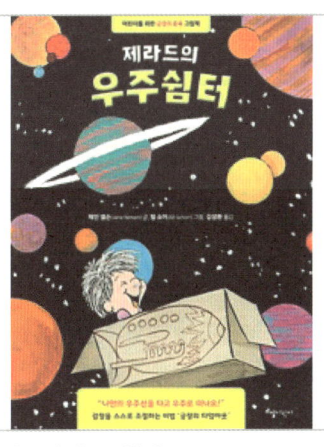
감정 호텔 - 리디아 브란코비치 (책읽는곰)	**소중해 소중해 너의 마음도** - 아다치 히로미, 가와하라 미즈마루 (주니어RHK)	**제라드의 우주 쉼터** - 제인 넬슨 글/빌 쇼어 (교실어린이(교육과 실천))
• 부정적인 감정을 포함한 모든 감정을 '내 마음에 찾아온 손님'으로 대접하고, 섬세하게 보살펴야 한다는 것을 느끼게 해줍니다. • 감정이 서로 연결되고, 확장되고, 변화하고, 의지와 상관없이 찾아오거나 떠날 수 있다는 것을 직관적인 그림과 글로 알려줍니다.	• 울컥하는 감정이 찾아왔을 때의 상황에 대해 '나' 시점에서 섬세하게 공감해주며, 아이 스스로 감정을 조절할 수 있는 구체적인 방법들을 알려줍니다. • 자기 자신이 어떤 사람인지 생각해 볼 수 있는 질문을 제시하므로 독후 활동을 연계할 수 있습니다.	• 누구나 분노를 스스로 조절할 수 있는 자기만의 편한 공간을 마련해둘 수 있음을 알려줍니다. • 독후 활동으로, 감정을 다스릴 수 있는 자신만의 타임아웃 공간을 물리적으로 조성하고 그 공간을 활용해보는 것을 추천합니다.
#감정 #감정 인식	#감정 조절 #분노 대처 #자존감	#감정 조절 #분노 대처 #마음 회복
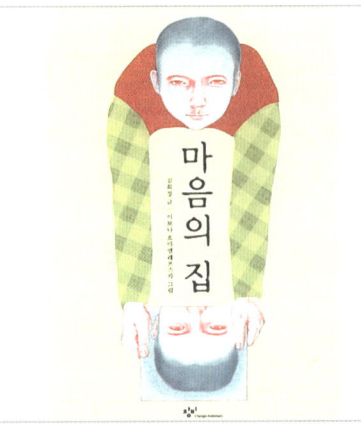	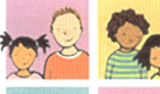 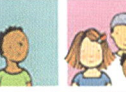 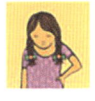 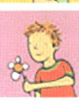	
마음의 집 - 김희경, 이보나 흐미엘레프스카 (창비)	**감정은 다 다르고 특별해!** - 셰리 새프런, 엠마 데이먼, 엠마 브라운존 (미세기)	
• 때때로 모른척하던 감정, 오랫동안 방치하던 감정 등 평소 관심을 기울이지 않았거나 인식하지 못했던 내면의 감정들을 돌아보게 해줍니다. • 내 마음의 집은 어떤 모습일지 구체물로 표현하고 타인에게 설명하며, 어떻게 가꾸어줄지 생각해보는 활동과 연계할 수 있습니다.	• 입체 북이므로, 손으로 조작하면서 감정의 변화에 따라 표정이 어떻게 달라지는지 직관적으로 살펴볼 수 있습니다. • 똑같은 '나'여도 상황에 따라 감정이 달라질 수 있고, 특별한 사건이 없더라도 감정이 들쑥날쑥할 수 있다는 점을 짚어줍니다.	
#감정 #감정 인식	#감정 #감정 인식 #감정변화	

3단원: 나의 몸을 깨끗하게 관리해요

(1) 내 몸, 깨끗하게 관리하기

교재 내용	저자의 비밀노트
배움 열기: 머리를 감지 않았어요. **배움 더하기** ▶ 머리는 언제, 어떻게 감아야 할지 알아보기 ▶ 여드름 관리 방법 알아보기 ▶ 양치를 해야 하는 이유 알기 **배움 곱하기** ▶ 일주일 청결 챌린지 도전하기	• 어린이에서 사춘기로 갈수록 위생 습관 형성은 더 중요해집니다. 아이가 성인이 되어 스스로 위생 관리를 할 수 있도록 위생의 중요성을 반복하여 알려주세요. • 또래 관계에 있어서 위생은 많은 영향을 미칩니다. 아이가 긍정적인 이미지로 또래 관계를 원활하게 맺을 수 있도록 도와주세요. • 양치질 방법은 다양한 영상을 참고하여 따라 할 수 있도록 가르쳐 주세요. • 아이마다 적절한 청결 루틴을 정해서 습관이 형성될 수 있도록 도와주세요.

(2) 사춘기에는 더 깨끗하게!

교재 내용	저자의 비밀노트
배움 열기: 사춘기에는 몸에서 냄새가 나요. **배움 더하기** ▶ 샤워를 해도 간지러울 때 해결 방법 알기 ▶ 속옷은 자주 갈아입기 **배움 곱하기** ▶ 하루 습관표 만들기	• 아이마다 사적 장소가 다를 수 있습니다. 아이의 상황에 맞는 사적 장소를 알려주고, 없다면 만들어주세요. 아이가 혼자만의 시간을 가지며 감정을 안정시키거나, 민감한 상황에서 차분히 대처할 수 있는 환경이 필요합니다. 이는 자기조절 능력을 키우는 데 도움을 줍니다. • 사춘기에는 속옷에 분비물이 묻는 일이 종종 생깁니다. 속옷을 제때 갈아입고 깨끗하게 씻는 방법을 알려주세요. • 하루 습관표는 일상생활 속에서 규칙적인 습관을 만드는 데 도움을 줄 수 있습니다. 더불어 자신의 행동을 스스로 선택하고 실행할 수 있게 하여 성인기 자립과 내적 동기 형성에도 긍정적인 영향을 줍니다.

(3) 생리할 때는 더 깨끗하게!

교재 내용	저자의 비밀노트
배움 열기: 생리대는 자주 바꿔야 해요. **배움 더하기** ▶ 생리가 옷에 묻었을 때의 대처 방법 알기 ▶ 생리할 때 입을 옷 고르기 **배움 곱하기** ▶ 생리주기 알기	• 사람마다 생리의 양이 다르므로 아이가 자신에게 적합한 생리대 사이즈를 고를 수 있도록 알려주세요. • 여러 상황에서 대처 방법을 이야기 나누며 실제로 당황스러운 일이 일어났을 때에도 잘 대처할 수 있게 도와주세요. 특히 상황별로 도움을 요청할 때 누구에게 요청할 것인지 구체적인 대상에 대해 이야기를 나누는 것이 좋습니다. • 생리주기를 알기 위해 스마트폰 어플을 사용하는 등 아이에게 적절한 방법을 알려주세요.

함께 보기 좋은 그림책

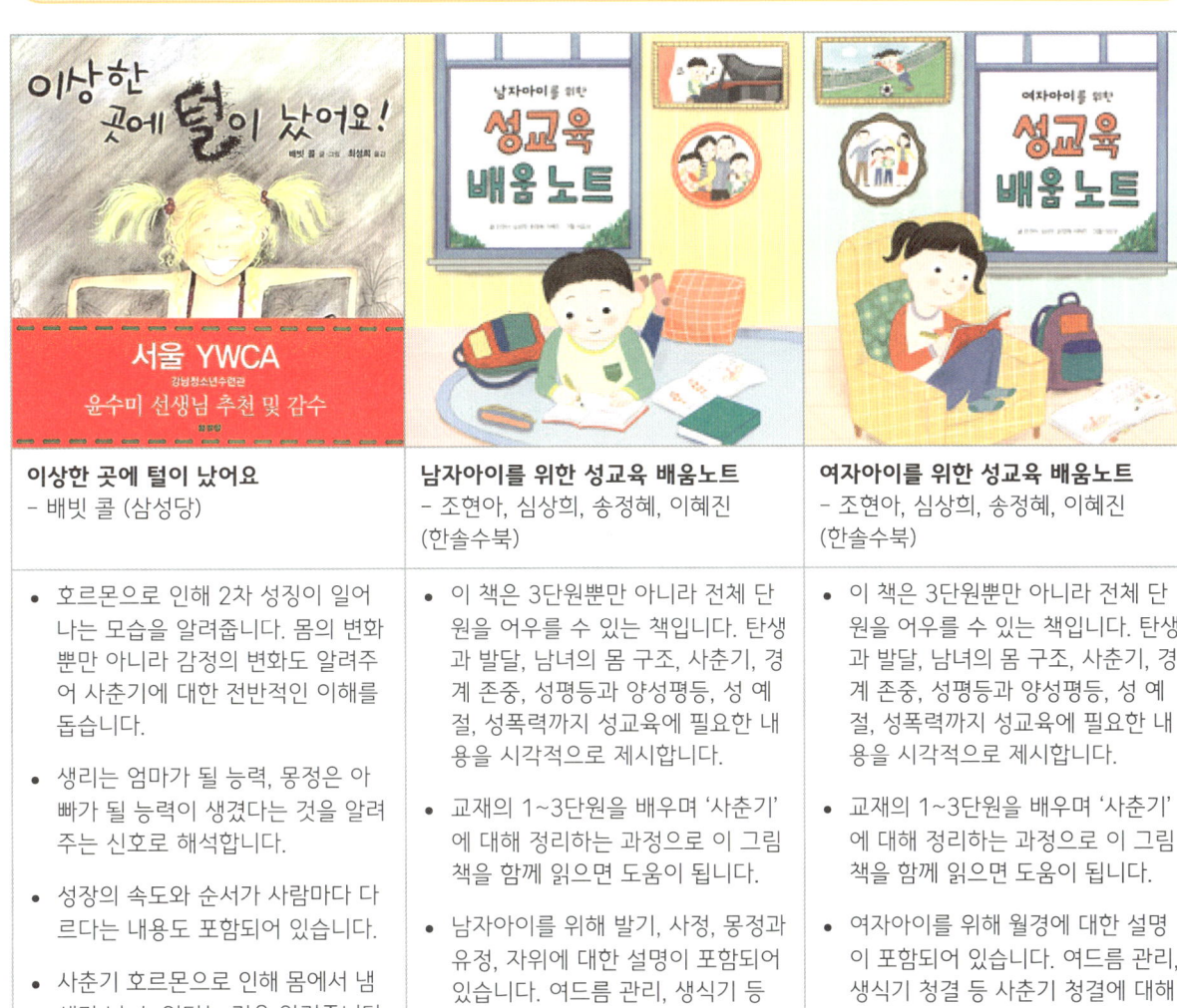

이상한 곳에 털이 났어요 - 배빗 콜 (삼성당)	남자아이를 위한 성교육 배움노트 - 조현아, 심상희, 송정혜, 이혜진 (한솔수북)	여자아이를 위한 성교육 배움노트 - 조현아, 심상희, 송정혜, 이혜진 (한솔수북)
• 호르몬으로 인해 2차 성징이 일어나는 모습을 알려줍니다. 몸의 변화뿐만 아니라 감정의 변화도 알려주어 사춘기에 대한 전반적인 이해를 돕습니다. • 생리는 엄마가 될 능력, 몽정은 아빠가 될 능력이 생겼다는 것을 알려주는 신호로 해석합니다. • 성장의 속도와 순서가 사람마다 다르다는 내용도 포함되어 있습니다. • 사춘기 호르몬으로 인해 몸에서 냄새가 날 수 있다는 것을 알려줍니다.	• 이 책은 3단원뿐만 아니라 전체 단원을 어우를 수 있는 책입니다. 탄생과 발달, 남녀의 몸 구조, 사춘기, 경계 존중, 성평등과 양성평등, 성 예절, 성폭력까지 성교육에 필요한 내용을 시각적으로 제시합니다. • 교재의 1~3단원을 배우며 '사춘기'에 대해 정리하는 과정으로 이 그림책을 함께 읽으면 도움이 됩니다. • 남자아이를 위해 발기, 사정, 몽정과 유정, 자위에 대한 설명이 포함되어 있습니다. 여드름 관리, 생식기 등 사춘기 청결에 대해서도 쉽게 설명되어 있습니다.	• 이 책은 3단원뿐만 아니라 전체 단원을 어우를 수 있는 책입니다. 탄생과 발달, 남녀의 몸 구조, 사춘기, 경계 존중, 성평등과 양성평등, 성 예절, 성폭력까지 성교육에 필요한 내용을 시각적으로 제시합니다. • 교재의 1~3단원을 배우며 '사춘기'에 대해 정리하는 과정으로 이 그림책을 함께 읽으면 도움이 됩니다. • 여자아이를 위해 월경에 대한 설명이 포함되어 있습니다. 여드름 관리, 생식기 청결 등 사춘기 청결에 대해서도 쉽게 설명되어 있습니다.
#사춘기 #몸의 변화 #감정의 변화	#사춘기 #2차 성징 #소중한 나	#사춘기 #2차 성징 #소중한 나

4단원: 가족이 탄생해요

(1) 아기는 어떻게 생길까요?

교재 내용	저자의 비밀노트
배움 열기: 엄마의 태교일기장을 봤어요. **배움 더하기** ▶ 아기가 생기는 과정 알아보기 ▶ 임산부를 배려하는 방법 알아보기 **배움 곱하기** ▶ 대중교통의 분홍색 의자 알아보기	• "아기는 어떻게 생겨요?"라는 질문을 들으면, 당황하고 여러 가지 생각이 들 수 있습니다. 하지만 아이가 충분히 궁금해 할 수 있는 부분이므로 자연스럽게 설명해주면 됩니다. 예를 들어, 남자(아빠) 몸 안의 아기씨가 여자(엄마) 몸 안의 아기씨와 만나서 아기가 생긴다고 알려줄 수 있습니다. 아기씨는 태어날 때부터 몸속에 가지고 태어나며, 누구나 어른이 되면 잠자고 있던 아기씨가 깨어난다고 설명할 수 있습니다. • 아기씨가 만나는 방법에 대해서는, 부모님이 사랑하고 미래를 약속하면 각자의 아기씨들이 여행을 떠나서 만날 수 있다고 설명할 수 있습니다. 학생의 생활연령에 따라 남자의 음경과 여자의 질이 만나는 것을 직접적으로 알려줄 수도 있습니다. 단, 두 사람이 서로 많이 사랑하고, 함께 아기를 갖기 원할 때 이루어지는 일이라는 점이 반드시 강조되어야 합니다.

(2) 아기가 자라요

교재 내용	저자의 비밀노트
배움 열기: 아기가 집에 놀러왔어요. **배움 더하기** ▶ 아기가 자라는 과정 알아보기 ▶ 아기를 도와주는 방법 알아보기 **배움 곱하기** ▶ 어린이 이후의 성장과정 알아보기	• 초등학생에게 아기나 동생에 대해 물어보면 긍정적으로 답변하는 아이도 있지만, 자신을 방해하는 존재로 여기는 등 부정적으로 답변하는 경우도 많습니다. 교재에서는 아기의 특성을 초등학생의 눈높이에서 이해할 수 있도록 설명했습니다. 예를 들어, 동생이 큰 소리로 울거나 물건을 망가뜨리는 행동 때문에 속상한 아이에게는, 아기의 속마음과 행동의 이유를 알려주는 방식으로 접근하면 좋습니다. • 아기는 부모님의 많은 사랑과 다른 어른들의 도움으로 성장할 수 있습니다. 아이가 성장하여 부모가 되었을 때 무엇을 해야 하는지를 자연스럽게 떠올릴 수 있어야 합니다. 또한, 지금의 나도 부모님의 사랑과 도움으로 이만큼 자랄 수 있었다는 것을 돌아보며, 단원 학습을 마친 뒤 부모님께 감사의 마음을 표현하는 활동과 연계하면 더욱 의미 있는 마무리가 될 것입니다.

(3) 가족은 우리의 행복 충전기

교재 내용	저자의 비밀노트
배움 열기: 소중한 우리가족 **배움 더하기** ▶ 사랑하는 우리 가족 ▶ 가족의 역할 생각해보기 **배움 곱하기** ▶ 여자는 로봇을 가지고 놀면 안 되나요?	• 사춘기 학생들은 가족보다는 친구에게 더 많은 관심을 보이기도 합니다. 가족이 있어서 좋은 점과 가족과 함께했던 즐거운 경험을 떠올려보며, 가족의 소중함을 다시 느끼는 계기가 되기를 바랍니다. • 학생들에게 성평등의 의미를 알려주고, 혹시 성차별을 경험한 적이 있는지 대화를 나누는 시간을 가질 수 있습니다. 이때 다양한 경험을 서로 들으며 생각을 확장해볼 수 있습니다. 성평등을 지도할 때에는, 성별과 상관없이 꼭 '나답게' 감정과 생각을 표현하고, 내가 하고 싶은 일을 해야 한다는 점을 강조해 주세요.

함께 보기 좋은 그림책

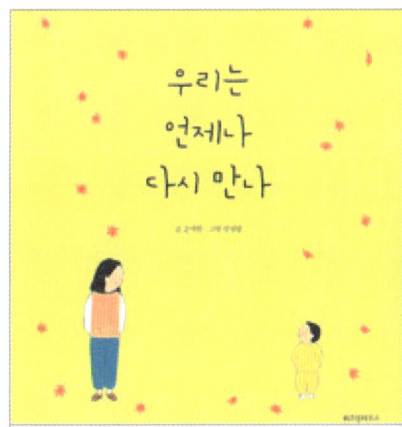

우리는 언제나 다시 만나
- 윤여림·안녕달 (위즈덤 하우스)

- 임신과 출산, 양육에 대한 내용이 예쁜 그림과 함께 제시되어 있는 따뜻한 그림책입니다.
- 아이뿐만 아니라 어른들이 봐도 감동할 수 있어 남녀노소 누구에게나 추천합니다.
- 부모님의 소중함에 대해 느낄 수 있습니다.

#임신, 출산 #아이의 성장

엄마는 왜?
- 김영진 (길벗어린이)

- 임신과 출산, 양육에 대한 내용이 예쁜 그림과 함께 제시되어 있는 따뜻한 그림책입니다.
- 아이뿐만 아니라 어른들이 보아도 감동할 수 있어 남녀노소 누구에게나 추천합니다.
- 부모님의 소중함에 대해 느낄 수 있습니다.
- 가족의 역할에 대한 이야기를 아이들이 시선에서 이해할 수 있게 구성되어 있습니다.
- 엄마가 곰으로 변하면서 함께 바뀌게 되는 집의 모습을 재미있게 그려서 아이들이 흥미진진하게 읽을 수 있습니다.

#소중한 가족 #가족의 역할

우리는 보통 가족입니다
- 김응·이예숙 (개암나무)

- 성평등에 대한 이야기를 가족 중심으로 그려놓은 그림책입니다.
- 평범한 듯 평범하지 않은 가족들의 직업과 모습을 보며 우리도 모르게 가지고 있던 편견은 없었는지 아이들과 함께 이야기해볼 수 있습니다.

#가족의 역할 #성평등과 성차별

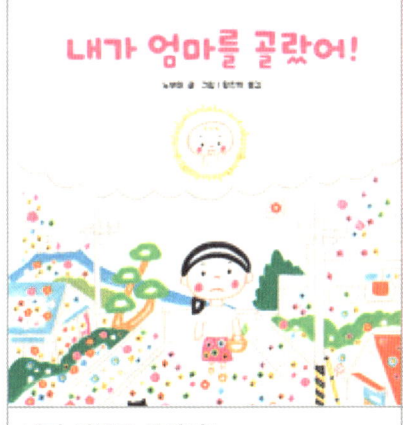

내가 엄마를 골랐어!
- 노부미 (위즈덤하우스)

- 하늘나라에서 엄마를 골라 지구별에 도착한 아기가 겪는 이야기입니다. 아이들의 눈높이에서 임신과정을 이해하기 쉽게 설명했습니다.
- 임신과 출산, 육아의 어려움을 아기의 시선으로 표현하여, 육아로 지친 엄마와 동생이 생겨 어려움을 겪는 아이가 함께 읽으면 좋습니다.

#임신, 출산 #아이의 성장

돼지책
- 앤서니 브라운 (웅진 주니어)

- 행복한 가족을 위해 집안일 역할분담이 중요하다는 것을 재미있는 상황으로 표현했습니다.
- 글밥이 적어 아이들이 쉽게 이해할 수 있습니다.

#소중한 가족 #가족의 역할

새로운 가족
- 전이수 (헤르몬하우스)

- 꼬마 동화작가인 전이수 작가의 시선에서 바라본 가족에 관련된 그림책입니다.
- 그림책은 꼬마 작가의 손 글씨와 손 그림으로 이루어져 감성이 가득하며 아이들 입장에서 이해하기 쉽도록 가족의 소중함이 담겨 있습니다.

#소중한 가족 #입양 #아픈 동생

5단원: 친구와 친해지고 싶어요

(1) 거절할 수 있어요

교재 내용	저자의 비밀노트
배움 열기: 싫을 때는 어떻게 해야 할까요? **배움 더하기** ▶ 거절 표현 배우기 **배움 곱하기** ▶ 마음을 존중하며 거절하기	• 아이들은 거절하면 상대가 나를 싫어하게 되거나, 친구와의 관계가 어색해질까 봐 등 여러 이유로 거절을 어려워합니다. 그래서 '거절해야 하는 상황'을 먼저 배우고 그 뒤에 '거절하는 방법'을 익히는 것이 효과적입니다. '거절해야 하는 상황'을 배울 때에는 내 마음의 좋고 싫음을 아는 것이 가장 중요합니다. 마음의 좋고 싫음을 표현하기 어려운 아이는 일상생활 속에서 음식, 놀이, 옷 등 다양한 상황에서 선호나 감정 표현을 자주 연습하면 좋습니다. • 친구를 존중하면서도 거절하기 위해서는 '이유를 설명하는 것'이 중요합니다. 아이들이 다양한 상황에서 자신의 감정을 말로 표현하고, 그 이유를 설명하는 연습을 할 수 있도록 역할놀이 활동으로 지도하면 더 재미있게, 효과적으로 익힐 수 있습니다.

(2) 동의를 구해볼까요?

교재 내용	저자의 비밀노트
배움 열기: 동의를 구해야 해요. **배움 더하기** ▶ 동의를 구하는 방법 알아보기 ▶ 동의에 대한 대답을 존중하기 **배움 곱하기** ▶ 동의와 거절 보드게임하기	• 동의를 구할 때에는 두 가지를 주의해야 합니다. 첫째, 한번 동의했다고 해서 그 행동을 계속 허락한다는 뜻은 아닙니다. 반드시 매번 동의하는지 물어봐야 합니다. 둘째, 상대방이 확실한 동의나 거절을 하지 않고 애매한 표현을 하거나 대답을 망설인다면, 거절로 받아들이고 내 행동을 멈추어야 합니다. • '동의와 거절' 보드게임을 할 때에는 다양한 상황에서 동의하거나 거절하는 연습을 해볼 수 있습니다. 한 가지 상황에서도 여러 방식으로 대답할 수 있도록, 조별로 동의와 거절 표현을 브레인스토밍해보는 것도 좋은 활동이 될 수 있습니다.

(3) 친구와 친해지기

교재 내용	저자의 비밀노트
배움 열기: 친구와 친해지고 싶어요. **배움 더하기** ▶ 친구와 친해지는 방법 알아보기 **배움 곱하기** ▶ 글자 퀴즈 풀기	• 친구와 친해지려면 먼저 친구에게 동의를 구해야 합니다. 친구를 도와주거나 게임을 할 때에도, 꼭 친구의 동의를 구해야 하며, 이에 대한 꾸준한 지도가 필요합니다. • 친구를 존중하고 배려하는 방법은 다양합니다. 교재에 제시된 방법 4가지 외에도, 아이들과 함께 다른 방법들을 찾아보거나, 자신이 존중받았던 경험을 나누어보는 활동으로 확장하면 더욱 의미 있는 시간이 될 수 있습니다. 아이 스스로 '존중받는 느낌'을 떠올리며, 어떻게 친구에게 배려를 실천할 수 있을지 생각해보는 계기로도 이어질 수 있습니다.

함께 보기 좋은 그림책

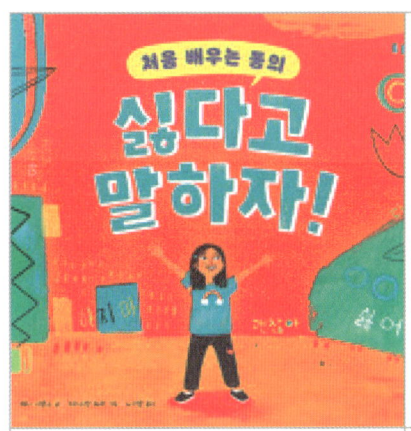 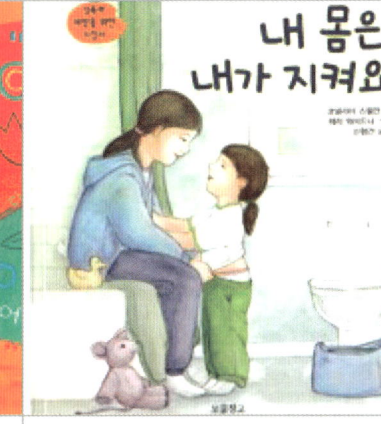 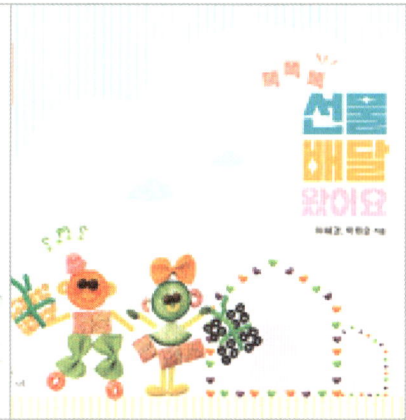

싫다고 말하자! - 제니 시몬스·크리스틴 쏘라 (토토북)	내 몸은 내가 지켜요 - 코넬리아 스펠만·테리 와이드너 (보물창고)	똑똑똑 선물 배달 왔어요 - 박희순·허혜경 (한그루)
• 초등학생의 눈높이에서 이해할 수 있도록 표현되었고, 다양한 색감과 그림이 있어 재미있게 볼 수 있는 책입니다. • 친구들과 겪을 수 있는 일상생활 속 상황을 예시로 들어 아이 입장에서 훨씬 더 친근하게 느껴질 것입니다. • 다양한 상황 속에서 거절하는 주인공을 보며 '나라면 이 상황에서 어떻게 거절할까?'를 고민해볼 수 있습니다.	• 어른이 아이에게 말하는 것처럼 자세하게 서술되어 초등학교 고학년이나 중학교 학생에게도 적합한 책입니다. • 애정 표현이 불편할 때 거절하기, 포옹과 성폭력 구별하기, 성기 지칭하는 바른 용어 알기, 어떤 경우이든 비밀을 강요받는 접촉은 하지 않기 등 정말 중요한 부분을 차근차근 배울 수 있습니다. • 사랑하는 사람임에도 접촉이 싫을 수 있으며 이때 거절해도 된다는 것을 알려주고, 스킨쉽이 없어도 관계는 유지된다는 것을 알려줍니다.	• 서로의 경계를 존중하며 '자기 탐색'을 할 수 있는 경계존중 그림책입니다. • 음식으로 만들어진 주인공의 이야기로 아이들의 흥미를 유발합니다. 책에 활용한 식재료의 종류를 함께 알아보며 이야기하면 더욱 풍부하고 재미있게 즐길 수 있습니다. • 다양한 독후 활동지가 함께 제공되어 수업 시간에 활용할 수 있습니다.
#동의와 거절 #거절하는 방법 #경계존중	#동의와 거절 #성폭력 #경계 존중	#동의와 거절 #경계존중 #푸드표현예술치료

6단원: 몸과 마음을 안전하게 지켜요

(1) 성폭력이 무엇인지 알아봐요

교재 내용	저자의 비밀노트
배움 열기: 친구가 싫어하는 행동은 하면 안 돼요. **배움 더하기** ▶ 성폭력인 상황 알아보기 **배움 곱하기** ▶ 약속하기	• 아이가 타인과 신체적 접촉을 하는 것에 대해 분명하게 의식하고 조심할 수 있도록 해주세요. 친밀한 사이에서도 직접적인 접촉에 앞서 동의를 구하는 습관을 길러주세요. • 성폭력과 애정 표현을 혼동하지 않도록 해주어야 합니다. 성 행동(뽀뽀하기 포함)을 보상과 연결 짓지 않도록, 애정이나 보상을 받기 위해 성적인 행동에 응하지 않도록, 양육자가 모르는 보상관계가 확립되어 있지 않도록 주기적으로 살펴주세요. • 상대방의 행동에 대해 '불편한 감정, 벗어나고 싶은 감정'을 느꼈는지, 이를 표현했음에도 상대방이 계속하였는지에 중점을 두고 성폭력을 구별하도록 해주세요. 타인과의 관계 속에서는 아무리 친밀한 사이더라도 '나'의 주체성이 중요합니다. • 또래 혹은 여러 사람과 어울리는 상황에서, 어느 한 사람이라도 싫어하는 장난이 있으면 그 즉시 멈춰야 한다는 것을 지도해주세요.

(2) 나를 지키는 방법을 배워요

교재 내용	저자의 비밀노트
배움 열기: 성폭력, 언제든 일어날 수 있어요. **배움 더하기** ▶ 성폭력 위험을 줄이는 기본적인 방법 알아보기 ▶ 성폭력 위험 상황을 알고 대처하는 방법 배우기 **배움 곱하기** ▶ 나의 비상연락망 만들기	• 아이가 평소 접하는 환경을 교육자료로 활용해 주세요. • 아이가 위험을 인식하고 그 상황에서 벗어날 방법을 반복적으로 지도해주시고 연습하도록 해 주세요. 자력으로 벗어나기 어렵다면 신속하게 도움을 요청할 수 있는 방법(비상 호출벨, 소리내는 도구, 기타 전자 기기 등)을 정해서 구체적으로 연습하도록 해주세요. • 아이의 발달 정도에 따라, 혼자서 장시간 이동을 해야 하는 경우 안전을 지키기 위한 세부적인 약속을 할 수 있습니다. 휴대폰의 112 숫자를 화면에 띄워놓은 채로 통행하기, 전화가 필요한 경우 언제든 보호자의 단축번호를 누를 준비하기, 위험한 상황에서는 몰래 통화 버튼을 누르고 가만히 있기 등입니다. • 아이가 엘리베이터에 혼자 타는 경우가 잦을 경우, 이해 수준을 고려하여 별도로 지도해주셔도 좋습니다. "엘리베이터에 모르는 사람과 함께 탔을 때는 1) 문 앞, 엘리베이터 버튼과 가까이 서기. 2) 제일 가까운 층의 버튼 누르기. 3) 비상 연락망으로 바로 전화할 수 있도록 휴대폰 들고 있기." 등으로요.

(3) 디지털 성폭력을 조심해요

교재 내용	저자의 비밀노트
배움 열기: 친구가 자꾸 이상한 사진을 보여줘요. **배움 더하기** ▶ 디지털 성폭력이 무엇인지 알아보기 **배움 곱하기** ▶ 개인정보 관리하기	• 아이의 또래 관계가 형성되고부터는 모든 상황을 양육자가 감독하고 개입할 수는 없지만, 아이와의 신뢰를 바탕으로 평소 소통을 통해 새로 사귀거나 알게 된 사람, 새로 시작한 게임이나 SNS를 파악해야 합니다. • 디지털 기기나 미디어 시청과 관련하여 양육자(가족)와 아이 간의 규칙을 함께 정해보는 것도 좋습니다. • 돈(보상)으로 지속되는 관계가 있지는 않은지 살펴주세요. 또는 아이의 환심을 사기 위해 대가 없이 보상을 지급하는 누군가가 있지는 않은지 면밀히 확인해 주세요. • 상대방의 동의를 구하고 촬영한 사진이라도 제삼자에게 함부로 보여주면 안된다는 것을 알도록 해주세요.

함께 보기 좋은 그림책

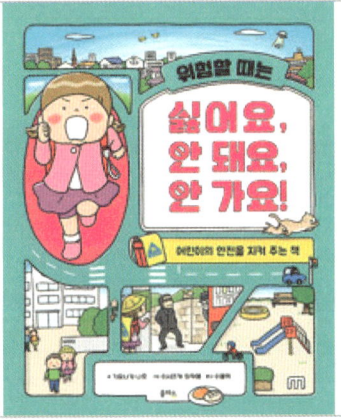 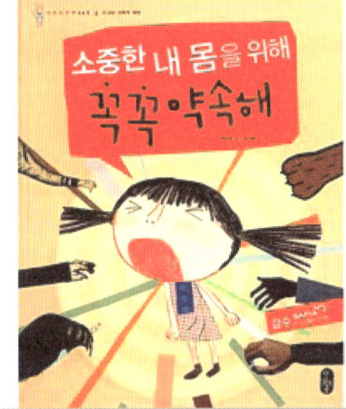 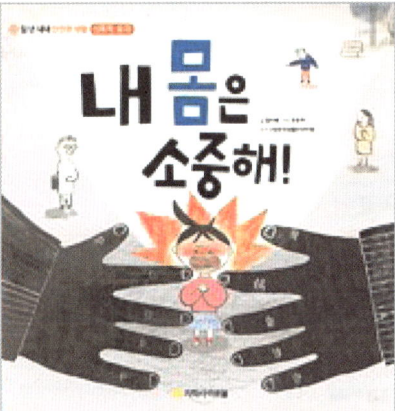

위험할 때는 싫어요, 안 돼요, 안 가요! - 기요나가 나호·이시즈카 와카메 (을파소)	소중한 내 몸을 위해 꼭꼭 약속해 - 박은경·김진화 (책읽는곰)	내 몸은 소중해! - 김미애·조윤주 (아르볼)
• 어린이 대상 범죄를 다루며, 위험한 사람과 위험한 상황이란 무엇인지에 대해 여러 예시를 통해 살펴보도록 해주는 책입니다. • 자기방어가 미숙한 아이가 간결하게 실천할 수 있는 범죄 대처 방법을 알려줍니다. • 아이 주변 환경을 지도로 만들거나 사진으로 찍어서 펼쳐놓고, 위험한 장소를 찾아보는 활동을 해도 좋습니다.	• 유괴 유형, 유괴 장소, 낯선 어른이 도움을 요청할 때 거절하는 방법 등이 자세히 담겨 있습니다. • 시각적 자료가 많고 구조화되어 있습니다. 목차를 보고 아이에게 필요한 내용을 선택해 수업을 구성하기 좋습니다. • 읽은 내용에 대한 예시 질문이 잘되어 있으므로, 1:1 문답 또는 소그룹에서 생각을 나누는 활동에도 적합합니다.	• 초등학생 화자가 들려주는 하나의 스토리로 연결되어 있고 글밥이 많은 편이므로 온작품 읽기를 추천합니다. • 성폭력의 명확한 정의, 음란물과 위험한 어른 대처법, 성폭력을 경험한 이후의 대처 방법에 대해서도 다룹니다. • 구체적인 상황이 제시되어 있고 삽화의 각 장면에 꼬리 질문들이 있어 아이와 생각을 나누면서 읽기 좋습니다.
#범죄 예방 #성폭력 예방 #성폭력 대처 방법 #거절하기	#유괴 예방 #생활 안전 #성폭력 #성폭력 대처 방법	#성폭력 예방 #성폭력 대처 방법 #음란물

참고 자료

1. 교육부, 학교 성교육 표준안(2015)

2. UN 포괄적 성교육 가이드라인(2018)

3. 털이 숭숭숭, 민수현·옥소정, 별똥별

4. 생리와 생명에 관한 이야기, 오이시 마나·후카이 아즈사, 생각의집

5. 그날이야, 로지 케수스·아리아나 베트라이노, 풀빛

6. 감정 호텔, 리디아 브란코비치, 책읽는곰

7. 소중해 소중해 너의 마음도, 아다치 히로미·가와하라 미즈마루, 주니어RHK

8. 제라드의 우주 쉼터, 제인 넬슨·빌 쇼어, 교실어린이(교육과 실천)

9. 마음의 집, 김희경·이보나 흐미엘레프스카, 창비

10. 감정은 다 다르고 특별해!, 세리 새프런·엠마 데이먼·엠마 브라운존, 미세기

11. 이상한 곳에 털이 났어요, 배빗 콜, 삼성당

12. 남자아이를 위한 성교육 배움노트, 조현아·심상희·송정혜·이혜진, 한솔수북

13. 여자아이를 위한 성교육 배움노트, 조현아·심상희·송정혜·이혜진, 한솔수북

14. 우리는 언제나 다시 만나, 윤여림·안녕달, 위즈덤 하우스

15. 엄마는 왜?, 김영진, 길벗어린이

16. 우리는 보통 가족입니다, 김응·이예숙, 개암나무

17. 내가 엄마를 골랐어!, 노부미, 위즈덤하우스

18. 돼지책, 앤서니 브라운, 웅진주니어

19. 새로운 가족, 전이수, 헤르몬하우스

20. 싫다고 말하자!, 제니 시몬스·크리스틴 쏘라, 토토북

21. 내 몸은 내가 지켜요 – 코넬리아 스펠만·테리 와이드너, 보물창고

22. 똑똑똑 선물 배달 왔어요 – 박희순·허혜경, 한그루

23. 위험할 때는 싫어요, 안 돼요, 안 가요! – 기요나가 나호·이시즈카 와카메, 을파소

24. 소중한 내 몸을 위해 꼭꼭 약속해, 박은경·김진화, 책읽는곰

25. 내 몸은 소중해!, 김미애·조윤주, 아르볼

26. 엄마가 달려갈게!, 김영진, 길벗어린이

성교육

도대체 어디서부터 시작해야 할까?
그 답은 바로 여기, 스마일 성교육

스마일 성교육은
'아이의 특성을 잘 이해하는 가까운 사람'이 자연스럽게 성교육을 할 수 있는 교재입니다.
이 책은 다음과 같은 고민을 가진 교사 또는 보호자에게 길잡이가 되어줄 것입니다.

성교육, 어디서부터 시작해야 할까?

어떤 내용을 어떻게 가르쳐야 할까?

학생의 다양성을 존중하며 실천할 수 있는 방향을 제시하는 안내서,

이 책과 함께 질 높은 성교육을 시작해 보세요.

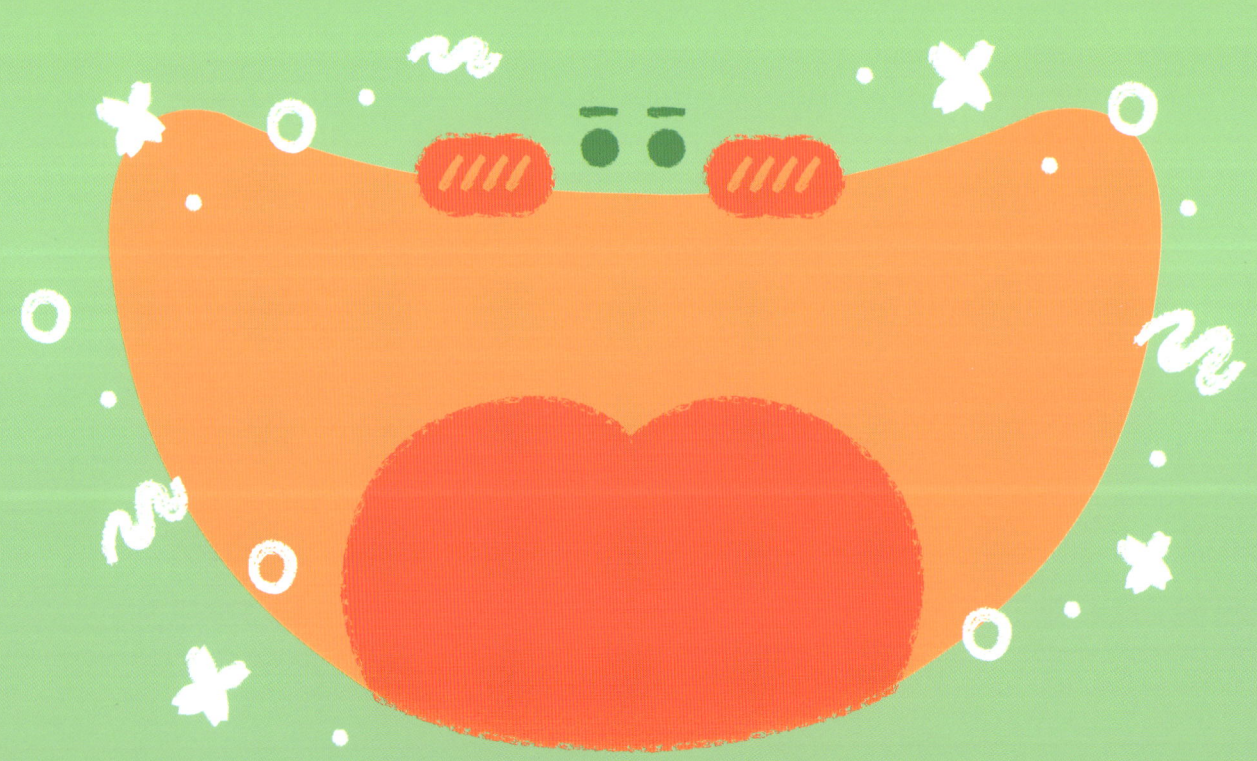

p.114~115

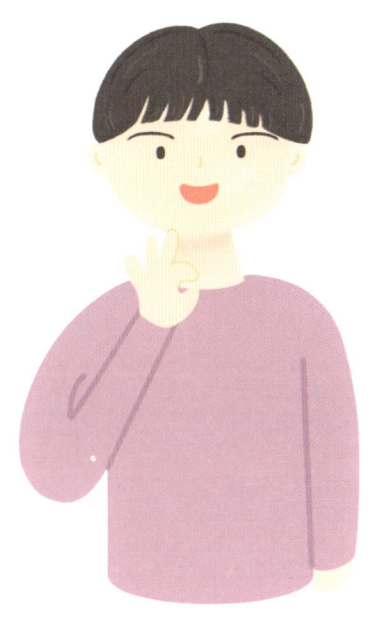

좋아!!

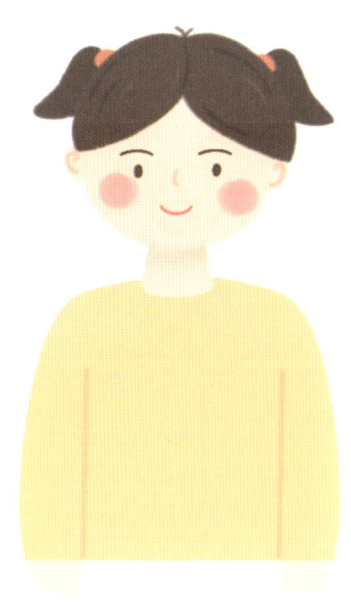

그래.

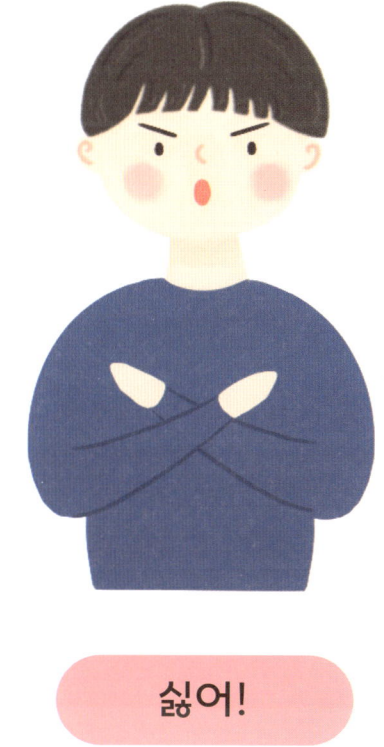

싫어!

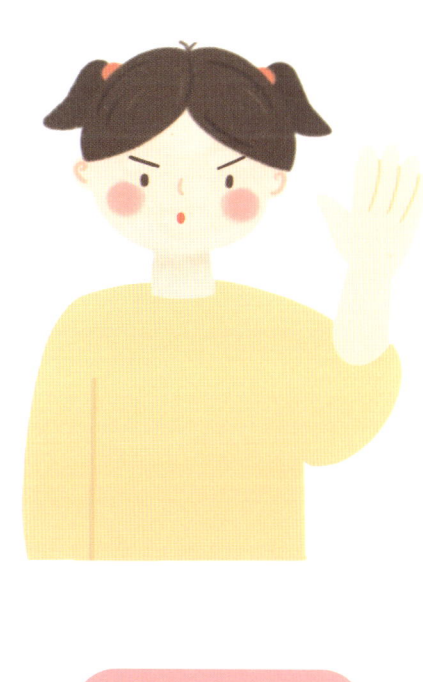

안 돼!